国家执业药师资格考试
中药学专业知识(二)押题秘卷

执业药师资格考试命题研究组 编

中国中医药出版社
·北京·

图书在版编目（CIP）数据

中药学专业知识（二）押题秘卷/执业药师资格考试命题研究组编．—北京：中国中医药出版社，2020.1

执业药师资格考试通关系列

ISBN 978-7-5132-5801-2

Ⅰ.①中… Ⅱ.①执… Ⅲ.①中药学-资格考试-习题集 Ⅳ.①R28-44

中国版本图书馆 CIP 数据核字（2019）第 237685 号

中国中医药出版社出版

北京经济技术开发区科创十三街 31 号院二区 8 号楼

邮政编码　100176

传真　010-64405750

山东临沂新华印刷物流集团有限责任公司印刷

各地新华书店经销

开本 787×1092　1/16　印张 6.25　字数 137 千字

2020 年 1 月第 1 版　2020 年 1 月第 1 次印刷

书号　ISBN 978-7-5132-5801-2

定价　49.00 元

网址　www.cptcm.com

答疑热线　010-86464504

购书热线　010-89535836

维权打假　010-64405753

微信服务号　zgzyycbs

微商城网址　https://kdt.im/LIdUGr

官方微博　http://e.weibo.com/cptcm

天猫旗舰店网址　https://zgzyycbs.tmall.com

如有印装质量问题请与本社出版部联系（010-64405510）

版权专有　侵权必究

使用说明

为进一步贯彻国家人力资源和社会保障部、国家药品监督管理局关于执业药师资格考试的有关精神，进一步落实执业药师资格考试的目标要求，帮助考生顺利通过考试，我们组织高等医药及中医药院校相关学科的优秀教师团队，依据国家执业药师资格认证中心2015年2月最新颁布的考试大纲及2018年4月对药事管理与法规科目大纲部分调整内容编写了相应的《执业药师资格考试通关系列丛书》。

本书含6套标准试卷，按照最新版大纲调整后的各学科知识点及新增题型要求（C型题）编写，根据历年真卷筛选出易考易错题，通过对历年真卷考点分布的严格测算进行设计，力求让考生感受最真实的执业药师资格考试命题环境，使考生在备考时和临考前能够全面了解自身对知识的掌握情况，做到查缺补漏、有的放矢。同时供考生考前自测，通过6套试卷的练习熟悉考试形式、掌握考试节奏、适应考试题量、巩固薄弱环节，确保考试顺利通过。

目　　录

■ 中药学专业知识（二）押题秘卷（一）（共 11 页）

■ 中药学专业知识（二）押题秘卷（二）（共 11 页）

■ 中药学专业知识（二）押题秘卷（三）（共 11 页）

■ 中药学专业知识（二）押题秘卷（四）（共 11 页）

■ 中药学专业知识（二）押题秘卷（五）（共 11 页）

■ 中药学专业知识（二）押题秘卷（六）（共 11 页）

试卷标识码:

国家执业药师资格考试

中药学专业知识（二）
押题秘卷（一）

考生姓名：_____

准考证号：_____

考　　点：_____

考 场 号：_____

一、A型题（单句型最佳选择题）

答题说明

以下每一道考题下面有A、B、C、D、E五个备选答案。请从中选择一个最佳答案。

1. 菊花的主治病证不包括
   A. 燥咳痰黏
   B. 温病初起
   C. 热毒疮肿
   D. 眼目昏花
   E. 目赤肿痛

2. 天花粉不具有的功效是
   A. 清热
   B. 生津
   C. 凉血利尿
   D. 清肺润燥
   E. 消肿排脓

3. 砂仁不具有的功效是
   A. 化湿
   B. 行气
   C. 解暑
   D. 温中
   E. 安胎

4. 山楂不具有的药理作用是
   A. 降血脂
   B. 助消化
   C. 扩张血管
   D. 收缩子宫
   E. 镇咳祛痰

5. 莪术除破血行气外，又能
   A. 凉血清心
   B. 化癥止血
   C. 下乳消肿
   D. 消积止痛
   E. 消肿生肌

6. 纯阳温散，长于引火归元的药是
   A. 仙茅
   B. 肉桂
   C. 丁香
   D. 花椒
   E. 高良姜

7. 成人内服冰片的一日常用量是
   A. 0.15～0.3g
   B. 0.4～0.6g
   C. 0.7～0.9g
   D. 1～1.2g
   E. 1.5～3g

8. 既滋肾补肝，又清虚热的药是
   A. 黄精
   B. 秦艽
   C. 地骨皮
   D. 女贞子
   E. 枸杞子

9. 发表透疹宜生用，止血须炒炭的药是
   A. 薄荷
   B. 西河柳
   C. 荆芥
   D. 苍耳子
   E. 牛蒡子

10. 均具有祛风湿、通络止痛功效的药物是
    A. 秦艽、五加皮、威灵仙
    B. 威灵仙、雷公藤、徐长卿
    C. 桑寄生、秦艽、桑枝
    D. 丝瓜络、独活、伸筋草
    E. 秦艽、臭梧桐、海风藤

11. 灯心草煎汤内服的用量是
    A. 3～10g
    B. 1～3g
    C. 3～6g
    D. 10～30g
    E. 1～1.5g

12. 治疗寒湿痹证之骨节疼痛,应选用的药物是
    A. 附子
    B. 干姜
    C. 高良姜
    D. 细辛
    E. 吴茱萸

13. 能疏肝破气、散结消滞的药是
    A. 青皮
    B. 陈皮
    C. 枳实
    D. 厚朴
    E. 木香

14. 主治脾不统血,冲脉失固之虚寒性出血的是
    A. 凉血止血药
    B. 化瘀止血药
    C. 收敛止血药
    D. 温经止血药
    E. 活血祛瘀药

15. 既活血祛瘀,又止咳平喘的药是
    A. 川芎
    B. 丹参
    C. 桃仁
    D. 白前
    E. 葶苈子

16. 青蒿与地骨皮除均能退虚热外,又均能
    A. 生津
    B. 解暑
    C. 利尿
    D. 凉血
    E. 清肺降火

17. 内服琥珀的方法是
    A. 捣汁服
    B. 烊化服
    C. 水煎服
    D. 熬膏服
    E. 研末服

18. 既治风寒湿痹,又治寒湿头痛的药是
    A. 草果
    B. 川乌
    C. 香加皮
    D. 伸筋草
    E. 穿山龙

19. 香附配高良姜除温中散寒、疏肝理气外,又善
    A. 止泻
    B. 止咳
    C. 止血
    D. 止带
    E. 止痛

20. 既燥湿化痰,又祛风止痉的药是
    A. 橘红
    B. 半夏
    C. 蝉蜕
    D. 天南星
    E. 牛黄

21. 风热感冒患者宜选用的中成药是
    A. 桂枝合剂
    B. 正柴胡饮颗粒
    C. 双黄连口服液
    D. 葛根芩连丸
    E. 午时茶颗粒

22. 既强筋壮骨,又和胃健脾的中成药是
   A. 龙牡壮骨颗粒
   B. 小儿化食丸
   C. 一捻金
   D. 小儿消食片
   E. 健脾消食丸

23. 能温经活血,散寒止痛的中成药是
   A. 逍遥丸
   B. 少腹逐瘀丸
   C. 安坤颗粒
   D. 七制香附丸
   E. 八珍益母丸

24. 既滋阴养血,又补心安神的中成药是
   A. 养血安神丸
   B. 枣仁安神液
   C. 天王补心丸
   D. 解郁安神颗粒
   E. 柏子养心丸

25. 既健脾养胃,又消食止泻的中成药是
   A. 小儿泻速停颗粒
   B. 健脾康儿片
   C. 龙牡壮骨颗粒
   D. 小儿消食片
   E. 止泻灵颗粒

26. 能清热解毒、利湿通淋,又益肾的中成药是
   A. 保济丸
   B. 参苏丸
   C. 三金片
   D. 荆防颗粒
   E. 九味羌活丸

27. 既清热泻火,又利尿通便的成药是
   A. 芩连片
   B. 导赤丸
   C. 儿感清口服液
   D. 小儿化毒散
   E. 小儿热速清口服液

28. 橘红丸适用于
   A. 燥咳少痰,质黏难出
   B. 咳嗽痰多,色黄黏稠
   C. 咳嗽痰黄,咽喉肿痛
   D. 发热恶寒,咳喘气急
   E. 阴虚劳嗽,咳痰带血

29. 糖尿病患儿忌用的药是
   A. 小儿咳喘灵颗粒
   B. 清宣止咳颗粒
   C. 解肌宁嗽丸
   D. 鹭鸶咯丸
   E. 小儿咳喘灵颗粒

30. 更年安片既能滋阴清热,又能
   A. 补气养血
   B. 养血调经
   C. 除烦安神
   D. 活血止痛
   E. 养心安神

31. 仙灵骨葆胶囊既能滋补肝肾,又能
   A. 活血通络
   B. 祛风通络
   C. 蠲痹通络
   D. 养血通络
   E. 除湿通络

32. 半夏天麻丸功能
   A. 燥湿化痰,理气和胃
   B. 化痰止咳,宽中下气
   C. 清热化痰,止咳
   D. 散结消瘿
   E. 健脾祛湿,化痰息风

33. 牛黄醒消丸功能

A. 活血止血
B. 解毒消肿
C. 清热燥湿
D. 凉血
E. 祛湿

34. 乌鸡白凤丸的功效是
A. 活血通络
B. 除烦安神
C. 理气疏肝
D. 理气止痛
E. 调经止带

35. 四物合剂的功效是
A. 滋阴补肾
B. 补养气血
C. 滋阴降火
D. 补血调经
E. 滋肾补阴

36. 孕妇慎用的中成药是
A. 人参归脾丸
B. 麝香保心丸
C. 防风通圣丸
D. 生脉饮
E. 香砂养胃丸

37. 肾功能不全者慎用的中成药
A. 清宁丸
B. 麻仁丸
C. 通便灵胶囊
D. 小金丸
E. 苁蓉通便口服液

38. 连翘败毒丸的功效是
A. 清热解毒,消肿止痛
B. 清热解毒,凉血祛湿
C. 清热解毒,活血消肿
D. 清热解毒,祛风化湿
E. 清热解毒,凉血泄热

39. 明目地黄丸除明目外,又能
A. 补气养血
B. 滋肾养肝
C. 滋阴益气
D. 健脾补肾
E. 补肾温阳

40. 麻仁胶囊中配伍炒枳实的用意是
A. 通便泄热
B. 润肠通便
C. 破气消积
D. 行气消积
E. 缓急止痛

二、B 型题（标准配伍题）

答题说明

以下提供若干组考题,每组考题共用在考题前列出的 A、B、C、D、E 五个备选答案。请从中选择一个与问题关系最密切的答案。某个备选答案可能被选择一次、多次或不被选择。

（41~42 题共用备选答案）
A. 艾叶配阿胶
B. 蒲黄配五灵脂
C. 地榆配槐角
D. 白及配海螵蛸
E. 郁金配石菖蒲

41. 治十二指肠溃疡之吐血宜选用
42. 血瘀胸胁心腹诸痛宜选用

（43~45 题共用备选答案）
A. 息风止痉
B. 活血消肿

C. 疏散风热
D. 利尿通淋
E. 凉血止痢

43. 牛黄除清热解毒外,又能
44. 鱼腥草除清热解毒外,又能
45. 白头翁除清热解毒外,又能

(46~48题共用备选答案)
A. 利水
B. 止痉
C. 升阳
D. 解毒
E. 清肺

46. 蝉蜕除疏散风热外,又能
47. 浮萍除发汗解表外,又能
48. 桑叶除疏散风热外,又能

(49~50题共用备选答案)
A. 温阳利水
B. 补火助阳
C. 疏肝燥湿
D. 下气降逆
E. 温肺化饮

49. 附子的功效是
50. 干姜的功效是

(51~53题共用备选答案)
A. 清热安胎
B. 解毒止痢
C. 散寒止痛
D. 疏肝止痛
E. 利尿通淋

51. 艾叶除温经止血外,又能
52. 蒲黄除收敛止血外,又能
53. 苎麻根除凉血止血外,又能

(54~57题共用备选答案)
A. 清热化痰
B. 消痰软坚

C. 燥湿化痰
D. 敛肺平喘
E. 泻肺平喘

54. 海藻的功效是
55. 竹沥的功效是
56. 昆布的功效是
57. 白果的功效是

(58~61题共用备选答案)
A. 补气,养血
B. 补气,解毒
C. 补气,活血
D. 补气,养阴
E. 补气,燥湿

58. 甘草的功效是
59. 党参的功效是
60. 山药的功效是
61. 白术的功效是

(62~63题共用备选答案)
A. 截疟
B. 行气
C. 温中
D. 解暑
E. 消积

62. 佩兰的功效是
63. 广藿香的功效是

(64~67题共用备选答案)
A. 祛风胜湿
B. 发汗解表
C. 清热解毒
D. 宣肺泄热
E. 止泻止痢

64. 荆防颗粒除解表散寒外,又能
65. 表实感冒颗粒除祛风散寒外,又能
66. 连花清瘟胶囊除清瘟解毒外,又能
67. 双清口服液除疏透表邪外,又能

(68~70题共用备选答案)
A. 清热解毒
B. 清热疏风,利咽解毒
C. 清热化湿,行气止痛
D. 清热泻火,散风止痛
E. 清热泻火,散结消肿

68. 香连丸的功能是
69. 新雪颗粒的功能是
70. 牛黄上清丸的功能是

(71~73题共用备选答案)
A. 益气健脾
B. 补气养阴
C. 滋肾养肺
D. 补养气血
E. 益气复脉

71. 四君子丸的功能是
72. 麦味地黄丸的功能是
73. 当归补血口服液的功能是

(74~75题共用备选答案)
A. 清热润肺,止咳化痰
B. 疏风清热,消肿止痛
C. 养阴生津,清热消肿
D. 清热解毒,消肿止痛
E. 清热利咽,生津润燥

74. 清音丸的功能是
75. 桂林西瓜霜的功能是

(76~78题共用备选答案)
A. 补气健脾
B. 凉血通淋
C. 行血化滞

D. 健脾补肾
E. 利湿通淋

76. 肾炎四味片既能清热利尿,又能
77. 癃清片既能清热解毒,又能
78. 香连化滞丸既能清热利湿,又能

(79~80题共用备选答案)
A. 滋肾补阴
B. 滋阴降火
C. 补肾益精
D. 补养气血
E. 滋肾养肝

79. 左归丸的功能是
80. 大补阴丸的功能是

(81~82题共用备选答案)
A. 滋肾平肝
B. 活血祛风,清热解毒
C. 清热滋阴,祛痰利咽
D. 芳香化浊,清热通窍
E. 清热解毒,消肿止痛

81. 藿胆丸的功能是
82. 耳聋左慈丸的功能是

(83~85共用备选答案)
A. 润肠通便
B. 泻火通便
C. 理气通便
D. 泄热导滞,润肠通便
E. 燥湿健脾,润肠通便

83. 麻仁丸的功能是
84. 通便灵胶囊的功能是
85. 当归龙荟丸的功能是

三、C型题（综合分析选择题）

答题说明

以下提供若干个案例,每个案例下设若干个考题。每一道考题下面有A、B、C、D、E五个备选答案。请从中选择一个最佳答案。

(86~87题共用题干)
麻黄药用麻黄科植物草麻黄、中麻黄或木贼麻黄的干燥草质茎。
86. 麻黄除发汗外,还有的功效是
  A. 止呕
  B. 解毒
  C. 行气
  D. 止痉
  E. 平喘
87. 麻黄配伍石膏共同体现的功效是
  A. 发汗解表
  B. 清热泻火
  C. 利水消肿
  D. 调和营卫
  E. 清肺平喘

(88~89题共用题干)
凡药性寒凉,以清解里热为主要功效的药物,称为清热药。
88. 白薇不具有的功效是
  A. 退虚热
  B. 除疳热
  C. 利尿通淋
  D. 解毒疗疮
  E. 凉血清热
89. 石膏的主治病证不包括
  A. 肺热咳喘
  B. 口舌生疮
  C. 温病气分证高热
  D. 阴虚燥咳
  E. 牙龈肿痛

(90~92题共用题干)
患者,女,60岁。素有高血压病史,近日发热微恶风,头昏头痛,鼻塞咽干,微咳,舌边尖赤苔薄白,脉数。
90. 用药应首选的是
  A. 桑叶、菊花
  B. 桑叶、蔓荆子

  C. 桑叶、决明子
  D. 菊花、蔓荆子
  E. 菊花、决明子
91. 上述药物中既疏散风热,又清热解毒的是
  A. 桑叶
  B. 牛蒡子
  C. 菊花
  D. 蔓荆子
  E. 决明子
92. 下列使用注意中,错误的是
  A. 脾胃虚寒者慎服桑叶
  B. 脾胃虚寒者忌服菊花
  C. 血虚有火之头痛、目眩者慎服蔓荆子
  D. 脾虚便溏者慎服决明子
  E. 脾虚便溏者忌服牛蒡子

(93~94题共用题干)
血热所致的崩漏下血、月经过多、产后或流产后宫缩不良出血及子宫功能性出血,以及慢性盆腔炎属湿热瘀结所致者,症见少腹痛,腰骶痛。
93. 主治这类病证的中成药是
  A. 宫血宁胶囊
  B. 固经丸
  C. 坤宝丸
  D. 女金丸
  E. 少腹逐瘀丸
94. 此药的规格是每粒
  A. 0.13g
  B. 0.14g
  C. 0.15g
  D. 0.16g
  E. 1.17g

(95~98题共用题干)
患者,女,35岁。因气虚血瘀致产后恶露不绝,症见产后出血过多,淋漓不断,神疲乏力,腰腿疲软。
95. 适用于此类患者的中成药是

A. 产妇康颗粒
B. 生化丸
C. 桂枝茯苓丸
D. 保妇康栓
E. 消糜栓

96. 此药的药物组成有人参,其功效是
   A. 大补元气,补脾益肺,生津止渴,安神益智
   B. 补中益气,生津养血
   C. 补气升阳,益卫固表,托毒生肌,利水消肿
   D. 补气健脾,燥湿利水,止汗,安胎
   E. 益气养阴,补脾肺肾,固精止带

97. 与人参相反的药物是
   A. 藜芦
   B. 五灵脂
   C. 莱菔子
   D. 皂荚
   E. 蛤蚧

98. 与人参相畏的药物是
   A. 藜芦
   B. 五灵脂
   C. 皂荚
   D. 蛤蚧
   E. 莱菔子

(99~100题共用题干)

患者,女,18岁。因劳累致久泻久利,小便浑浊如米泔,少气乏力,声低懒言,头晕目眩,舌淡苔白,脉弱。建议选用黄芪配柴胡、升麻治疗。

99. 其中黄芪的功效是
   A. 益气升阳
   B. 益气养阴
   C. 补脾肺肾
   D. 固精止带
   E. 益气补中

100. 黄芪配柴胡、升麻适用的证型是
   A. 中气下陷
   B. 阴虚阳亢
   C. 痰火内盛
   D. 血热出血
   E. 外感热病

四、X型题（多项选择题）

答题说明

以下每一道考题下面有A、B、C、D、E五个备选答案。请从中选择二个或二个以上的正确答案。

101. 何首乌的功效有
   A. 补肾壮阳
   B. 截疟
   C. 解毒
   D. 补益精血
   E. 润肠通便

102. 沙苑子的功效有
   A. 温肾补精
   B. 养血益气
   C. 补肾固精

   D. 止血化痰
   E. 养肝明目

103. 槟榔的主治病证有
   A. 绦虫病
   B. 蛔虫病
   C. 脚气浮肿
   D. 泻痢里急后重
   E. 姜片虫病

104. 款冬花的功效有

A. 清宣肺气
B. 活血化痰
C. 纳气平喘
D. 润肺下气
E. 软坚散结

105. 患者,男,45岁。咳嗽痰少,时有咯血,潮热,自汗盗汗,神疲乏力,舌红少苔,脉细数无力。应选用的药物是
A. 川贝母
B. 百部
C. 紫菀
D. 黄芩
E. 麻黄

106. 患者,男,42岁。其因肝肾亏虚致头晕目眩、须发早白。应选用的药物是
A. 熟地黄
B. 制首乌
C. 墨旱莲
D. 女贞子
E. 桑椹

107. 患者,女,30岁。带下量多,色黄而稠,少腹隐痛,阴部瘙痒,舌苔黄腻,脉滑数,宜清热燥湿。属于清热燥湿药的是
A. 竹叶
B. 黄柏
C. 苦参
D. 马齿苋
E. 龙胆

108. 生首乌的功效有
A. 润肠
B. 截疟
C. 止汗
D. 解毒
E. 补气血

109. 患者,男,42岁。胁肋胀痛,脘腹灼热疼痛,口苦,舌质红,脉弦数。不应选择的药物是
A. 木香
B. 香附
C. 乌药
D. 川楝子
E. 佛手

110. 附子的性能特点有
A. 辛热纯阳
B. 峻烈有毒
C. 上助心阳
D. 中补脾阳
E. 下壮肾阳

111. 能益气养阴活血的中成药有
A. 通心络胶囊
B. 华佗再造丸
C. 参松养心胶囊
D. 稳心颗粒
E. 益心舒胶囊

112. 肾气不纳咳嗽时可以选用
A. 七味都气丸
B. 固本咳喘片
C. 蠲哮丸
D. 止嗽定喘口服液
E. 降气定喘丸

113. 紫金锭服用时应注意
A. 不宜过量、久服
B. 孕妇忌用
C. 忌食辛辣油腻食物
D. 气血虚弱者慎用
E. 肝肾功能不全者慎用

114. 葛根芩连丸的药物组成有
A. 葛根

B. 桔梗
C. 黄芩
D. 黄连
E. 炙甘草

115. 尿毒清颗粒的功能是通腹降浊和
    A. 健脾利湿
    B. 活血化瘀
    C. 润肠通便
    D. 消食化积
    E. 滋阴补肾

116. 牛黄解毒丸的使用注意有
    A. 孕妇禁用
    B. 阴虚上炎所致口疮、牙痛、喉痹者慎用
    C. 脾胃虚弱者慎用
    D. 不宜过量、久服
    E. 冷秘者慎用

117. 天麻钩藤颗粒的注意事项是
    A. 血虚头痛者、阴虚动风者忌用
    B. 孕妇及体弱虚寒者忌用
    C. 戒烟酒,戒恼怒,节房事
    D. 气血不足证者慎用
    E. 肾精亏虚所致头晕、耳鸣者,体弱、虚寒者慎用

118. 香连丸的注意事项是
    A. 脾肾阳虚者慎用
    B. 寒湿者慎用
    C. 虚寒下痢者慎用
    D. 孕妇慎用
    E. 淋证属于肝郁气滞或脾胃两虚者慎用

119. 芎菊上清丸的主治病证有
    A. 偏正头痛
    B. 牙疼喉痛
    C. 紧张性头痛
    D. 耳鸣眩晕
    E. 鼻流清涕

120. 止泻灵颗粒的适应证包括
    A. 大便溏泄
    B. 食少腹胀
    C. 面黄肌瘦
    D. 倦怠乏力
    E. 大便干结

参考答案

1. A	2. C	3. C	4. E	5. D	6. B	7. A	8. D	9. C	10. B
11. B	12. A	13. A	14. D	15. C	16. D	17. E	18. B	19. E	20. D
21. C	22. A	23. B	24. C	25. B	26. C	27. B	28. B	29. B	30. C
31. A	32. E	33. B	34. E	35. D	36. C	37. D	38. A	39. B	40. C
41. D	42. B	43. A	44. D	45. E	46. B	47. A	48. E	49. B	50. E
51. C	52. E	53. A	54. B	55. A	56. B	57. D	58. B	59. A	60. D
61. E	62. D	63. D	64. A	65. B	66. D	67. C	68. C	69. A	70. D
71. A	72. C	73. D	74. E	75. D	76. A	77. B	78. C	79. A	80. B
81. D	82. A	83. A	84. D	85. B	86. E	87. E	88. B	89. D	90. B
91. C	92. A	93. A	94. A	95. A	96. A	97. A	98. B	99. A	100. A

101. BCDE 102. CE 103. ABCDE 104. BD 105. ABC
106. ABCDE 107. BCE 108. ABD 109. ABCE 110. ABCDE
111. CDE 112. AB 113. ABDE 114. ACDE 115. ABC
116. ABCD 117. AC 118. BC 119. ABE 120. ABCD

试卷标识码：

国家执业药师资格考试

中药学专业知识（二）
押题秘卷（二）

考生姓名：_____

准考证号：_____

考　　点：_____

考 场 号：_____

一、A 型题（单句型最佳选择题）

答题说明

以下每一道考题下面有 A、B、C、D、E 五个备选答案。请从中选择一个最佳答案。

1. 既开窍,又止痛的药是
   A. 木香
   B. 沉香
   C. 青木香
   D. 苏合香
   E. 小茴香

2. 既补血活血,又调经润肠的药是
   A. 红花
   B. 当归
   C. 熟地黄
   D. 肉苁蓉
   E. 月季花

3. 为治风寒湿痹,肢体拘挛麻木之要药的是
   A. 桑枝
   B. 络石藤
   C. 独活
   D. 威灵仙
   E. 蕲蛇

4. 功能补中缓急,润肺止咳,滑肠通便的中药是
   A. 大枣
   B. 山药
   C. 黄芪
   D. 蜂蜜
   E. 甘草

5. 既善收敛止血,又善消肿生肌的中药是
   A. 茜草
   B. 丹参
   C. 小蓟
   D. 白及

   E. 白茅根

6. 通草的功效是
   A. 凉血止血,利尿通淋
   B. 破血通经,利尿通淋
   C. 清热除湿,利尿通淋
   D. 利尿通淋,杀虫止痒
   E. 利水清热,通气下乳

7. 既能杀虫,又能疗癣的是
   A. 雷丸
   B. 南瓜子
   C. 鹤草芽
   D. 苦楝皮
   E. 榧子

8. 苍术的性味是
   A. 辛、苦,温
   B. 辛、甘,温
   C. 苦、甘,温
   D. 辛、甘,寒
   E. 辛、苦,寒

9. 具利水通淋解暑作用的药物是
   A. 木通
   B. 滑石
   C. 通草
   D. 茵陈蒿
   E. 猪苓

10. 治疗脾胃寒证,症见脘腹冷痛、呕吐、泄泻等,应选用的药物是
    A. 细辛
    B. 丁香

C. 干姜
D. 吴茱萸
E. 黄连

11. 既能补肾,又能续伤的是
    A. 杜仲、补骨脂
    B. 仙茅、狗脊
    C. 锁阳、巴戟天
    D. 续断、骨碎补
    E. 蛤蚧、菟丝子

12. 既善收敛而止血,又略兼化瘀,且药力缓和的是
    A. 艾叶
    B. 槐花
    C. 三七
    D. 藕节
    E. 炮姜

13. 性味辛温的活血祛瘀药是
    A. 丹参
    B. 艾叶
    C. 半夏
    D. 川芎
    E. 郁金

14. 白前与前胡均有的功效是
    A. 降气祛痰
    B. 宣散风热
    C. 清肺化痰
    D. 润肺止咳
    E. 化痰软坚

15. 下列在现代药理研究中具有肾上腺皮质激素样作用的药物是
    A. 大枣
    B. 蜂蜜
    C. 山楂
    D. 白术
    E. 甘草

16. 为增强重镇安神作用,朱砂常配伍
    A. 龙骨
    B. 琥珀
    C. 磁石
    D. 远志
    E. 夜交藤

17. 车前子不具有的功效是
    A. 健脾止泻
    B. 渗湿止泻
    C. 清肝明目
    D. 利水通淋
    E. 清肺化痰

18. 猫爪草的功效是
    A. 解毒,杀虫
    B. 化痰散结,解毒消肿
    C. 通络散结
    D. 拔毒去腐
    E. 破血散结

19. 大黄不能主治的病证是
    A. 肠燥便秘
    B. 水火烫伤
    C. 湿热黄疸
    D. 跌打损伤
    E. 湿热泻痢初起

20. 合欢皮的功效是
    A. 镇心安神,清热解毒
    B. 养心安神,润肠通便
    C. 养心安神,敛汗
    D. 养心安神,祛风通络
    E. 解郁安神,活血消肿

21. 善治流行性感冒属风热证,症见发热恶风、头痛头晕的中成药是

A. 正柴胡饮颗粒
B. 羚羊感冒片
C. 连花清瘟胶囊
D. 银翘解毒片
E. 桑菊感冒片

22. 下列中成药中孕妇禁用,驾驶员及高空作业者尤其慎用的是
A. 甘露消毒丸
B. 六一散
C. 清暑益气丸
D. 十滴水(软胶囊)
E. 桑菊感冒颗粒

23. 解表清里剂常用中成药葛根芩连丸的功能是
A. 解表化湿,理气和中
B. 解表通里,清热解毒
C. 解肌透表,清热解毒,利湿止泻
D. 疏风解表,散寒除湿
E. 疏透表邪,清热解毒

24. 下列不属于舟车丸使用注意的是
A. 孕妇及水肿属阴水者禁用
B. 不可过量、久服
C. 食宜清淡、低盐
D. 实热积滞致大便燥结者慎用
E. 服用应从小剂量开始,逐渐加量

25. 能清肝利肺,降逆除烦的药是
A. 黛蛤散
B. 利咽解毒颗粒
C. 玄麦甘桔颗粒
D. 桂林西瓜霜
E. 复方南板蓝根颗粒

26. 保和丸的功能是消食导滞和
A. 清利湿热
B. 活血止痛

C. 补气
D. 镇静安神
E. 和胃

27. 外感风邪所致的头痛,伴有恶寒、发热、鼻塞宜用
A. 四逆散
B. 正天丸
C. 川芎茶调散
D. 蛇胆陈皮胶囊
E. 红药气雾剂

28. 七宝美髯丸中君药是
A. 枸杞子
B. 当归
C. 制何首乌
D. 炒菟丝子
E. 炒补骨脂

29. 大肠湿热所致的痢疾宜选用
A. 茵陈五苓丸
B. 三金片
C. 香连化滞丸
D. 八正合剂
E. 萆薢分清饮

30. 下乳涌泉散除通乳外能
A. 疏肝养血
B. 健脾益气
C. 益气养血
D. 行气活血
E. 化瘀止痛

31. 治疗外感风热所致的急喉痹宜选用
A. 冰硼散
B. 复方鱼腥草片
C. 桂林西瓜霜
D. 六神丸
E. 清音丸

32. 启脾丸不适用于以下哪个病证
    A. 湿热泄泻
    B. 脾胃虚弱
    C. 消化不良
    D. 脾虚泄泻
    E. 腹胀便溏

33. 八正合剂的功能是利尿通淋和
    A. 益肾活血
    B. 疏肝理气
    C. 消胀止痛
    D. 通淋排石
    E. 清热

34. 痰瘀阻络所致的痹证宜选用
    A. 小活络丸
    B. 木瓜丸
    C. 风湿骨痛丸
    D. 四妙丸
    E. 天麻丸

35. 急支糖浆的功能是
    A. 清肺止咳,化痰通便
    B. 清热化痰,宣肺止咳
    C. 清热化痰,敛肺止咳
    D. 养阴润燥,清肺利咽
    E. 养阴润燥,清肺降火

36. 痰迷心窍所致的痰厥昏迷、中风偏瘫及中暑、心胃气痛应该选用的常用中成药是
    A. 万氏牛黄清心丸
    B. 苏合香丸
    C. 安宫牛黄丸(胶囊、散)
    D. 紫雪膏(紫雪)
    E. 橘贝半夏颗粒

37. 含罂粟壳,不宜久服的中成药是
    A. 川贝止咳露
    B. 强力枇杷露
    C. 蛇胆陈皮胶囊
    D. 止咳橘红丸
    E. 二母宁嗽丸

38. 气滞胃痛颗粒的功效是
    A. 疏肝理气,和胃止痛
    B. 理气解郁,宽中除满
    C. 健脾和胃,行气化湿
    D. 消炎止痛,理气健胃
    E. 柔肝理气,制酸止痛

39. 八宝眼药散除退翳明目外又能
    A. 泻火明目
    B. 消肿止痛
    C. 清热散风
    D. 明目止痛
    E. 清热止痒

40. 艾附暖宫丸除调经外,又能
    A. 养血安神
    B. 健脾益气
    C. 理气养血
    D. 疏肝健脾
    E. 除湿止带

二、B 型题（标准配伍题）

答题说明

以下提供若干组考题,每组考题共用在考题前列出的 A、B、C、D、E 五个备选答案。请从中选择一个与问题关系最密切的答案。某个备选答案可能被选择一次、多次或不被选择。

(41~43题共用备选答案)
A. 柴胡
B. 淡豆豉
C. 浮萍
D. 葛根
E. 升麻

41. 既疏散风热,又生津的药是
42. 既疏散风热,又疏肝的药是
43. 既疏散风热,又解毒的药是

(44~47题共用备选答案)
A. 利咽,凉血
B. 利咽,祛痰
C. 利咽,通便
D. 利咽,止血
E. 利咽,疏肝

44. 射干的功效是
45. 马勃的功效是
46. 板蓝根的功效是
47. 木蝴蝶的功效是

(48~49题共用备选答案)
A. 清热解毒
B. 利水消肿
C. 杀虫解毒
D. 化痰散结
E. 补肺止咳

48. 丝瓜络除祛风通络外,又能
49. 豨莶草除祛风通络外,又能

(50~51题共用备选答案)
A. 香橼
B. 青皮
C. 川楝子
D. 荔枝核
E. 化橘红

50. 能和中化痰的药是
51. 能燥湿化痰的药是

(52~55题共用备选答案)
A. 苏木
B. 虎杖
C. 西红花
D. 川牛膝
E. 鸡血藤

52. 能泻下通便的药是
53. 能引血下行的药是
54. 能活血补血的药是
55. 能化痰止咳的药是

(56~59题共用备选答案)
A. 热病高热烦躁、斑疹
B. 跌打损伤,疮痈肿痛
C. 骨折损伤,瘀血肿痛
D. 疮痈肿毒,皮肤痒疹
E. 肝胆及泌尿系结石症

56. 丹参可用于治疗
57. 虎杖可用于治疗
58. 益母草可用于治疗
59. 土鳖虫可用于治疗

(60~63题共用备选答案)
A. 利水通淋,杀虫止痒
B. 利水通淋,清心除烦
C. 利水通淋,破血通经
D. 利水通淋,止痛
E. 利水通淋,清热解毒,散瘀消肿

60. 灯心草的功效是
61. 海金沙的功效是
62. 连钱草的功效是
63. 瞿麦的功效是

(64~65题共用备选答案)
A. 清热化痰,镇静安神
B. 清热肃肺,消积止咳
C. 强筋壮骨,和胃健脾
D. 疏风清热,宣肺止咳
E. 清热镇惊,祛风化痰

64. 琥珀抱龙丸的功效是
65. 牛黄抱龙丸的功效是

(66~68题共用备选答案)
A. 鹭鸶咳丸
B. 清宣止咳颗粒
C. 儿童清肺丸
D. 小儿咳喘灵颗粒
E. 小儿消积止咳口服液

66. 功专疏风清热,宣肺止咳的中成药是
67. 功专宣肺化痰止咳的中成药是
68. 功专清肺解表,化痰止嗽的中成药是

(69~72题共用备选答案)
A. 活血散瘀,消肿止痛
B. 活血化瘀,接骨续筋
C. 舒筋活络,活血散瘀
D. 滋补肝肾,活络止痛
E. 化瘀止血,活血止痛

69. 接骨七厘片的功能是
70. 舒筋活血片的功能是
71. 云南白药的功能是
72. 跌打丸的功能是

(73~75题共用备选答案)
A. 泻火通便,清肝明目
B. 清热解毒,利水消肿
C. 清热泻火,散风止痛
D. 清热解毒,泻火通便
E. 清热化痰,泻火解毒

73. 黄连上清丸的功能是
74. 一清颗粒的功能是

75. 牛黄至宝丸的功能是

(76~78题共用备选答案)
A. 风热咳嗽
B. 风寒咳嗽
C. 痰热咳嗽
D. 燥咳无痰
E. 痰湿阻肺

76. 养阴清肺膏善治
77. 清肺抑火丸善治
78. 川贝止咳露善治

(79~81题共用备选答案)
A. 养胃舒胶囊
B. 小柴胡颗粒
C. 逍遥颗粒
D. 香砂平胃丸
E. 柴胡舒肝丸

79. 能健脾燥湿的中成药是
80. 能疏肝消胀的中成药是
81. 能滋阴养胃的中成药是

(82~85题共用备选答案)
A. 暖宫调经
B. 健脾补肾,调经止带
C. 清热解毒,燥湿止带
D. 疏肝清热,健脾养血
E. 清热除湿,益气化瘀

82. 妇炎平胶囊的功能是
83. 妇科千金片的功能是
84. 加味逍遥丸的功能是
85. 千金止带丸的功能是

三、C型题(综合分析选择题)

答题说明

以下提供若干个案例,每个案例下设若干个考题。每一道考题下面有A、B、C、D、E五个备选答案。请从中选择一个最佳答案。

(86~88题共用题干)

患者,男,27岁。痤疮满面,部分已经化脓,口臭,偶尔想呕吐,舌苔薄黄,脉滑小数。医生处方中有天花粉、芦根。

86. 处方中提到的两药是
   A. 清热泻火药
   B. 清热燥湿药
   C. 清热解毒药
   D. 清热凉血药
   E. 清虚热药

87. 不属于天花粉主治病证的是
   A. 热病伤津口渴
   B. 肺热咳嗽
   C. 胃热呕哕
   D. 内热消渴
   E. 痈肿疮疡

88. 芦根与天花粉比较,错误的是
   A. 共同功效是清热生津
   B. 同可用于热病烦渴、肺热咳嗽
   C. 芦根善于除烦、利尿
   D. 天花粉不能消肿排脓
   E. 脾胃虚寒者慎服两药

(89~91题共用题干)

患者,女,23岁。左关节红肿热痛,活动受限,舌红,脉数,建议选择防己配伍应用。

89. 防己的功效是
   A. 祛风湿,清热止痛,利水
   B. 祛风湿,舒经络,化湿和胃
   C. 祛风湿,散寒止痛,解表
   D. 祛风湿,活血通络,解蛇虫毒
   E. 祛风湿,清虚热,利湿退黄

90. 关于防己的使用注意,正确的是
   A. 忌用于风湿热痹
   B. 脚气浮肿者慎用
   C. 阴虚及无湿热者忌服
   D. 脾胃虚寒者首选
   E. 水肿、小便不利者慎用

91. 用防己出现肾功能损害,应排除的品种是
   A. 马兜铃科川防己
   B. 马兜铃科广防己
   C. 马兜铃科冕宁防己
   D. 马兜铃科汉防己
   E. 防己科粉防己

(92~94题共用题干)

患者,男,41岁。因肾阴亏损引起的头晕耳鸣,腰膝酸软,骨蒸潮热,盗汗遗精,消渴。处方为六味地黄丸。

92. 六味地黄丸的臣药是
   A. 山药、泽泻
   B. 山萸肉、牡丹皮
   C. 山药、山萸肉
   D. 泽泻、牡丹皮
   E. 牡丹皮、茯苓

93. 六味地黄丸的配伍特点是
   A. 体用并调
   B. 辛开苦降
   C. 寒热共用
   D. 三补三泻
   E. 散中有收

94. 六味地黄丸的主治是
   A. 肾阴亏损
   B. 肾阳不足
   C. 肝肾阴亏
   D. 阴虚火旺
   E. 肺肾两虚

(95~98题共用题干)

患者经医师诊断为气血两虚证,应服用补气养血的中成药。医师处以当归补血口服液。

95. 在当归补血口服液中,当归与哪味药相配伍
   A. 黄芪
   B. 山药
   C. 白术
   D. 甘草
   E. 西洋参

96. 当归补血口服液每支装
    A. 10mL
    B. 15mL
    C. 20mL
    D. 25mL
    E. 30mL
97. 当归补血口服液的丸剂每丸重
    A. 9g
    B. 10g
    C. 8g
    D. 12g
    E. 6g
98. 当归补血口服液的胶囊剂每粒装
    A. 0.4g
    B. 0.5g
    C. 0.6g
    D. 0.7g
    E. 0.8g

(99~100题共用题干)
白薇是萝摩科植物白薇或蔓生白薇的干燥根及根茎。

99. 与白薇相配伍的药物是
    A. 玉竹
    B. 百合
    C. 旱莲草
    D. 女贞子
    E. 桑椹
100. 哪类患者不宜服用白薇
    A. 脾虚食少便溏者
    B. 脾虚中寒者
    C. 外感风寒者
    D. 血虚无热者
    E. 脾虚肠滑者

四、X型题（多项选择题）

答题说明

以下每一道考题下面有A、B、C、D、E五个备选答案。请从中选择二个或二个以上的正确答案。

101. 清热药可分为
     A. 清热泻火药
     B. 清退虚热药
     C. 清热凉血药
     D. 清热燥湿药
     E. 清热解毒药

102. 患者,女,28岁。近一个月以来,口腔溃疡反复发作,心烦,夜晚难以入睡,小便黄,舌质红,脉数。处方以淡竹叶泡水,其药性归经为
     A. 肝经
     B. 肺经
     C. 心经
     D. 胃经
     E. 小肠经

103. 患者,女,28岁。1周来隔日出现寒战、高热,发作时热多寒少,汗出不畅,头痛,骨节酸痛,口渴引饮,便秘尿赤,舌红苔黄,脉弦数。宜选用的药物有
     A. 知母
     B. 黄芩
     C. 柴胡
     D. 青蒿
     E. 常山

104. 患者,男,32岁。黎明前脐腹作痛,肠鸣即泻,完谷不化,腹部喜暖,泻后则安,形寒肢冷,腰膝酸软,舌淡苔白,脉沉细。治疗药物中可用吴茱萸配伍
     A. 补骨脂
     B. 五味子

C. 五倍子
D. 肉豆蔻
E. 白豆蔻

105. 患儿,男,1岁。身目俱黄,脘腹满闷,不思饮食,伴有恶寒发热,头身重痛,乏力,舌苔黄腻,脉浮弦或弦数。治疗选用的药物为
A. 黄连
B. 苦参
C. 龙胆
D. 黄柏
E. 黄芩

106. 患者,男,40岁。咳吐大量脓痰,或如米粥,或痰血相兼,腥臭异常,有时咯血,胸中烦满而痛,身热面赤,烦渴喜饮,舌红苔黄腻,脉滑数。治疗宜选用的药物有
A. 败酱草
B. 穿心莲
C. 芦根
D. 知母
E. 玄参

107. 能止痛的解表药有
A. 麻黄
B. 防风
C. 白芷
D. 羌活
E. 蔓荆子

108. 治疗湿热黄疸可选用
A. 垂盆草
B. 苦参
C. 茵陈蒿
D. 蒲公英
E. 栀子

109. 青蒿的性味是

A. 苦
B. 甘
C. 辛
D. 咸
E. 寒

110. 不宜久煎的药物有
A. 薄荷
B. 苍耳子
C. 荆芥
D. 葛根
E. 紫苏

111. 患者昨患风热感冒,症见头痛、咳嗽、口干、咽痛。不宜选用的有
A. 参苏颗粒
B. 荆防颗粒
C. 正柴胡饮颗粒
D. 桑菊感冒颗粒
E. 感冒清热颗粒

112. 某女,13岁,因饮食过多而致脘腹胀痛,疼痛拒按,厌食伴恶心,嗳腐吞酸,便秘,舌苔厚腻,脉滑而有力,治疗选何法、何方
A. 通腑泄热,行气导滞
B. 消食导滞
C. 六味安消散
D. 枳实导滞丸
E. 保和丸

113. 患者眩晕耳鸣,头痛且胀,每因烦劳或恼怒而晕痛加剧,面色潮红,急躁易怒,大便秘结,舌红苔黄,脉弦细数。治疗可选用的方药是
A. 柴胡疏肝丸
B. 当归龙荟丸
C. 左归丸
D. 天麻钩藤颗粒
E. 半夏天麻丸

114. 某患者情绪不宁,心悸,健忘,失眠多梦,五心烦热,口咽干燥,证属心肾阴虚者,选方为
    A. 天王补心丸
    B. 养血安神丸
    C. 甘麦大枣汤
    D. 知柏地黄丸
    E. 逍遥丸

115. 因其含麻黄,故青光眼、高血压病、心脏病者慎用的药物有
    A. 小青龙胶囊
    B. 止咳定喘口服液
    C. 降气定喘丸
    D. 人参保肺丸
    E. 蛤蚧定喘胶囊

116. 具有安神功能的开窍剂有
    A. 苏合香丸
    B. 万氏牛黄清心丸
    C. 安宫牛黄丸(胶囊、散)
    D. 紫雪散(紫雪)
    E. 清开灵口服液(胶囊、软胶囊、颗粒、滴丸、片、泡腾片)

117. 六味地黄丸中被后世成为"三补"的药物是
    A. 茯苓
    B. 熟地黄
    C. 泽泻
    D. 山药
    E. 山茱萸

118. 可治消渴的补虚剂有
    A. 六味地黄丸
    B. 麦味地黄丸
    C. 玉泉丸
    D. 消渴丸
    E. 参芪降糖片

119. 左金丸的主治是
    A. 脘胁疼痛
    B. 肝火犯胃所致的胃痛
    C. 热厥手足不温
    D. 口苦嘈杂,呕吐酸水
    E. 痢疾

120. 强力枇杷露的使用注意事项是
    A. 年老体弱者慎用
    B. 外感咳嗽者忌用
    C. 高血压及心脏病忌用
    D. 不得过量久服
    E. 痰浊壅盛者忌用

参 考 答 案

1. D	2. B	3. D	4. D	5. D	6. E	7. D	8. A	9. B	10. C
11. D	12. D	13. D	14. A	15. E	16. C	17. A	18. B	19. A	20. E
21. B	22. C	23. C	24. D	25. A	26. E	27. C	28. C	29. C	30. A
31. B	32. A	33. E	34. A	35. B	36. B	37. B	38. A	39. B	40. C
41. D	42. A	43. E	44. B	45. D	46. A	47. E	48. D	49. A	50. A
51. E	52. B	53. D	54. E	55. B	56. A	57. E	58. D	59. C	60. B
61. D	62. E	63. C	64. A	65. E	66. B	67. A	68. C	69. B	70. C
71. E	72. A	73. C	74. E	75. D	76. D	77. C	78. A	79. D	80. E
81. A	82. C	83. E	84. D	85. B	86. A	87. C	88. D	89. A	90. C
91. E	92. C	93. D	94. E	95. A	96. A	97. A	98. A	99. A	100. A

101. ABCDE 102. CDE   103. ABCDE 104. ABD   105. ABCDE
106. ABC   107. BCDE   108. ABCDE 109. ACE   110. ACE
111. ABCE   112. BD   113. BD   114. AD   115. ABCDE
116. BDE   117. BDE   118. ABCDE 119. ABD   120. ABDE

国家执业药师资格考试

中药学专业知识（二）
押题秘卷（三）

考生姓名：_____

准考证号：_____

考　　点：_____

考 场 号：_____

一、A型题（单句型最佳选择题）

答题说明

以下每一道考题下面有 A、B、C、D、E 五个备选答案。请从中选择一个最佳答案。

1. 防风的主治病证不包括
   A. 风寒表证
   B. 风热表证
   C. 血虚发痉
   D. 风寒湿痹
   E. 小儿惊风

2. 生姜和肉豆蔻均有的功效是
   A. 涩肠
   B. 发表
   C. 温中
   D. 止咳
   E. 止汗

3. 治湿热泻痢、痔疮肿痛，宜选用
   A. 青蒿
   B. 白薇
   C. 胡黄连
   D. 银柴胡
   E. 地骨皮

4. 既能祛风湿，又能消骨鲠的药物是
   A. 防己
   B. 蚕沙
   C. 威灵仙
   D. 桑寄生
   E. 秦艽

5. 生用走气分而泻火，炒黑入血分而止血的药是
   A. 蒲黄
   B. 栀子
   C. 芦根
   D. 知母

   E. 小蓟

6. 治肝郁胁痛、月经不调、痛经，首选
   A. 佛手
   B. 香附
   C. 川楝子
   D. 厚朴
   E. 木香

7. 莱菔子不具有的药理作用是
   A. 助消化
   B. 缓解心绞痛
   C. 镇咳
   D. 祛痰
   E. 抗菌

8. 善治烫伤及毒蛇咬伤的活血祛瘀药是
   A. 五灵脂
   B. 虎杖
   C. 牛膝
   D. 自然铜
   E. 姜黄

9. 善治皮里膜外及经络之痰的药物是
   A. 白前
   B. 白附子
   C. 瓜蒌
   D. 芥子
   E. 前胡

10. 既能平息内风，又能祛除外风的是
    A. 羚羊角
    B. 天麻
    C. 钩藤

D. 蒺藜
E. 地龙

11. 威灵仙不具有的功效是
    A. 祛风湿
    B. 通经络
    C. 补肝肾
    D. 止痹痛
    E. 治骨鲠

12. 蛤蚧治疗肺肾两虚,肾不纳气之久咳虚喘,常配伍使用的药物是
    A. 西洋参
    B. 党参
    C. 人参
    D. 黄芪
    E. 鹿茸

13. 能治肺虚久嗽、久咳失音的是
    A. 覆盆子
    B. 五味子
    C. 莲子
    D. 诃子
    E. 麻黄根

14. 只能外用不能内服的药物是
    A. 土荆皮
    B. 硫黄
    C. 轻粉
    D. 铅丹
    E. 明矾

15. 肺胃出血宜选用
    A. 大蓟
    B. 仙鹤草
    C. 白及
    D. 白茅根
    E. 槐花

16. 善治砂淋与肝胆结石的药是
    A. 茵陈
    B. 萹蓄
    C. 瞿麦
    D. 灯心草
    E. 金钱草

17. 荔枝核除行气散结外,又能
    A. 燥湿化痰
    B. 开郁醒脾
    C. 通阳散结
    D. 祛寒止痛
    E. 解毒消肿

18. 既凉血止血,又祛痰止咳的药是
    A. 大蓟
    B. 白及
    C. 地榆
    D. 侧柏叶
    E. 棕榈炭

19. 肾阳不足,精血亏虚的便秘,首选
    A. 火麻仁
    B. 肉苁蓉
    C. 麦冬
    D. 益智仁
    E. 补骨脂

20. 用治胎热胎动不安的药是
    A. 白术
    B. 紫苏
    C. 黄芩
    D. 砂仁
    E. 黄连

21. 既解表化湿,又理气和中的中成药是
    A. 藿香正气片
    B. 六一散
    C. 三金片

D. 十滴水

E. 排石颗粒

C. 午时茶颗粒

D. 藿香正气水

E. 保济丸

22. 下列除哪种中成药外,均为妊娠期禁用药

A. 急支糖浆

B. 复方黄连素

C. 二母宁嗽丸

D. 枇杷止咳颗粒

E. 木香顺气丸

27. 既解表散热,又疏肝和胃的中成药是

A. 参苏丸

B. 小柴胡片

C. 板蓝根颗粒

D. 三金片

E. 银翘解毒丸

23. 用于血虚所致的面色萎黄、头晕眼花、月经不调的药是

A. 益母草膏

B. 四物合剂

C. 逍遥丸

D. 乌鸡白凤丸

E. 八珍益母胶囊

28. 朱砂安神丸的功能是清心养血和

A. 镇惊安神

B. 宁心安神

C. 益气安神

D. 养血安神

E. 补心安神

24. 不宜与赤石脂及其制剂同时服用的中成药是

A. 香砂六君丸

B. 六味地黄丸

C. 桂附地黄丸

D. 补中益气丸

E. 知柏地黄丸

29. 由于水停气滞所致水肿,症见蓄水腹胀,四肢浮肿,胸腹胀满,停饮喘急,大便秘结,小便短少时应选用

A. 新清宁片

B. 清宁片

C. 清火片

D. 一清胶囊

E. 黄连上清丸

25. 用于治疗风温肺热,卫气同病,症见发热、微恶风寒、咳嗽、痰黄、头痛、口渴的中成药是

A. 感冒清热颗粒

B. 双清口服液

C. 葛根芩连丸

D. 正柴饮颗粒

E. 防风通圣丸

30. 下列关于宫血宁胶囊叙述错误的是

A. 为复方制剂

B. 功能凉血止血,清热除湿,化瘀止痛

C. 方中君药为重楼,有小毒

D. 可用治子宫功能性出血

E. 可用治慢性盆腔炎

26. 可用于晕车晕船,具有解表祛湿和中功能的药是

A. 参苏丸

B. 九味羌活丸

31. 明目上清片除清热散风外,又能

A. 明目止痛

B. 活血通络

C. 明目滋阴

D. 养肝明目

E. 行气止痛

32. 地榆槐角丸既能疏风润燥,又能
    A. 凉血息风
    B. 凉血祛湿
    C. 凉血活血
    D. 凉血消溃
    E. 凉血泄热

33. 从事高空作业者禁用的药是
    A. 表实感冒冲剂
    B. 藿香正气水
    C. 桑菊感冒片
    D. 感冒清热颗粒
    E. 银翘解毒片

34. 脾虚便溏者慎服的成药是
    A. 口炎清颗粒
    B. 参苏丸
    C. 荆防颗粒
    D. 银翘解毒丸
    E. 双黄连口服液

35. 石斛夜光丸除清肝明目外,还能
    A. 滋肾养肝
    B. 补脾益肾
    C. 健脾益气
    D. 补血养肝
    E. 滋阴补肾

36. 缺血性中风及高脂血症痰浊与瘀血互结者,宜选用
    A. 复方丹参片
    B. 消栓通络胶囊
    C. 逐瘀通脉胶囊
    D. 血府逐瘀口服液
    E. 消栓胶囊

37. 可以用于久痹体虚,关节疼痛,局部肿大,屈伸不利,还有风湿性关节炎的中成药是
    A. 天麻丸
    B. 尪痹颗粒
    C. 活血止痛散
    D. 舒筋活络丸
    E. 云南白药酊

38. 脾虚泄泻儿童应慎用的药是
    A. 启脾丸
    B. 肥儿宝颗粒
    C. 健儿口服液
    D. 小儿消食片
    E. 龙牡壮骨颗粒

39. 天王补心丸的使用注意中,错误的是
    A. 不宜饮用浓茶、咖啡
    B. 肝肾功能不全者慎用
    C. 脾胃虚寒者慎用
    D. 过量易导致汞中毒
    E. 可与碘化物同用

40. 能清热、除湿、止带的中成药是
    A. 妇科千金片
    B. 白带丸
    C. 妇炎平胶囊
    D. 花红颗粒
    E. 消糜栓

二、B 型题（标准配伍题）

答题说明

以下提供若干组考题,每组考题共用在考题前列出的 A、B、C、D、E 五个备选答案。请从中选择一个与问题关系最密切的答案。某个备选答案可能被选择一次、多次或不被选择。

(41~42题共用备选答案)
A. 增强化湿和中,解暑发表功效
B. 既祛风寒湿,又能强腰膝
C. 既能祛风湿通经络,又能降血压
D. 既能燥湿行气,又能消食健脾
E. 增强散风寒湿止痛功效,适用于一身上下风湿痹痛

41. 独活配羌活的作用是
42. 独活配桑寄生的作用是

(43~44题共用备选答案)
A. 芫花
B. 牵牛子
C. 京大戟
D. 郁李仁
E. 番泻叶

43. 性寒,既泄热通便,又消积健胃的药是
44. 性寒,既泻水逐饮,又消肿散结的药是

(45~46题共用备选答案)
A. 滑石
B. 血竭
C. 硼砂
D. 海螵蛸
E. 地肤子

45. 外用能清热收敛的药是
46. 内服能制酸止痛的药是

(47~50题共用备选答案)
A. 枳实
B. 佛手
C. 薤白
D. 枳壳
E. 柿蒂

47. 既行气导滞,又通阳散结的药是
48. 既破气消积,又化痰除痞的药是
49. 既理气宽中,又行滞消胀的药是
50. 既疏肝理气,又和中化痰的药是

(51~54题共用备选答案)
A. 疏肝解郁
B. 祛风止痛
C. 利尿通淋
D. 行气解郁
E. 清心除烦

51. 川芎除活血行气外,又能
52. 丹参除祛瘀止痛外,又能
53. 牛膝除活血通经外,又能
54. 郁金除活血止痛外,又能

(55~57题共用备选答案)
A. 珍珠
B. 蒺藜
C. 僵蚕
D. 珍珠母
E. 罗布麻叶

55. 既平肝清热,又降压利水的药是
56. 既平肝潜阳,又清肝明目的药是
57. 既平肝疏肝,又祛风明目的药是

(58~60题共用备选答案)
A. 当归
B. 鹿茸
C. 墨旱莲
D. 沙苑子
E. 熟地黄

58. 既凉血止血,又滋阴益肾的药是
59. 既补血,又滋阴的药是
60. 既益精血,又壮肾阳的药是

(61~63题共用备选答案)
A. 益气
B. 清心
C. 潜阳
D. 明目
E. 敛汗

61. 麦冬的功效是
62. 枸杞子的功效是

63. 百合的功效是

(64~66题共用备选答案)

A. 解肌宁嗽丸

B. 二母宁嗽丸

C. 杏苏止咳颗粒

D. 橘红丸

E. 强力枇杷露

64. 既解表宣肺,又止咳化痰的中成药是
65. 既宣肺散寒,又止咳祛痰的中成药是
66. 既清肺化痰,又止咳的中成药是

(67~70题共用备选答案)

A. 乳痈

B. 粉刺

C. 白疕

D. 丹毒

E. 手足皲裂

67. 消银颗粒适用于
68. 当归苦参丸适用于
69. 牛黄醒消丸适用于
70. 如意黄金散适用于

(71~74题共用备选答案)

A. 固经丸

B. 坤宝丸

C. 安坤颗粒

D. 加味逍遥丸

E. 人参固本丸

71. 能滋阴清热,养血调经的中成药是
72. 能滋阴益气,固本培元的中成药是
73. 能滋补肝肾,养血安神的中成药是
74. 能滋阴清热,固精止带的中成药是

(75~77题共用备选答案)

A. 附子配干姜

B. 丁香配柿蒂

C. 吴茱萸配干姜

D. 附子配麻黄、细辛

E. 高良姜配香附

75. 治亡阳证及中焦寒证宜选用
76. 治虚寒呕呃宜选用
77. 治亡阳欲脱及中虚寒盛宜选用

(78~80题共用备选答案)

A. 香砂养胃颗粒

B. 理中丸

C. 九气拈痛丸

D. 小建中合剂

E. 良附丸

78. 既温中补虚,又缓急止痛的中成药是
79. 能温胃理气的中成药是
80. 既理气活血,又止痛的中成药是

(81~83题共用备选答案)

A. 健脾温肾,涩肠止泻

B. 调和肝脾,涩肠止泻

C. 固肾涩精

D. 温肾固精,涩肠止泻

E. 分清化浊,温肾利湿

81. 固本益肠丸的功能是
82. 萆薢分清丸的功能是
83. 金锁固精丸的功能是

(84~85题共用备选答案)

A. 滋阴清热,除烦安神

B. 益气养血,活血调经

C. 滋阴补血,调经疏郁

D. 补气养血,调经止带

E. 养血疏肝,调经止痛

84. 八珍益母丸的功能是
85. 妇科十味片的功能是

三、C型题（综合分析选择题）

答题说明

以下提供若干个案例，每个案例下设若干个考题。每一道考题下面有 A、B、C、D、E 五个备选答案。请从中选择一个最佳答案。

(86～88题共用题干)

患者，男，68岁。习惯性便秘，小便不利，舌淡红，脉弦缓。

86. 治疗宜首选
　　A. 芦荟
　　B. 郁李仁
　　C. 巴豆
　　D. 芒硝
　　E. 桃仁

87. 该首选药物除了润肠通便外，还能
　　A. 活血
　　B. 杀虫
　　C. 清热
　　D. 利尿
　　E. 祛痰

88. 关于该首选药下列说法正确的是
　　A. 孕妇忌服
　　B. 大便不实者慎服
　　C. 本品有小毒
　　D. 本品归肺、肾、大肠经
　　E. 若伴有气滞者使用尤佳

(89～91题共用题干)

患者，女，65岁。平素怕冷，心悸，胸闷10余年，今日病情加重，全身冷汗淋漓。神志时清时昏，面色苍白，手足冰凉，舌淡胖，脉细微无力。建议使用附子。

89. 基于患者的病证，宜与附子配伍的药物是
　　A. 高良姜
　　B. 鹿茸
　　C. 干姜
　　D. 肉桂
　　E. 吴茱萸

90. 针对患者症状，附子发挥的主要功效是

　　A. 散寒止痛
　　B. 温通经脉
　　C. 引火归元
　　D. 大补元气
　　E. 回阳救逆

91. 附子的正确用法是
　　A. 后下10～15分钟
　　B. 研粉冲服
　　C. 先煎30～60分钟
　　D. 先煮1～5分钟
　　E. 先煮5～10分钟

(92～94题共用题干)

患者，女，50岁。全身浮肿，大腹水肿，胸胁停饮，寒痰咳喘，头疮，白秃，顽癣，冻疮。建议使用芫花。

92. 芫花的功效是
　　A. 泻水逐饮，祛痰止咳
　　B. 泻水逐饮，破血消癥
　　C. 泻下逐水祛积
　　D. 泻水逐饮，消肿散结
　　E. 泻下冷积，逐水退肿

93. 芫花外用的作用是
　　A. 杀虫疗疮
　　B. 蚀疮去腐
　　C. 消癥散结
　　D. 消肿排脓
　　E. 生肌活络

94. 能降低芫花毒性的是
　　A. 盐
　　B. 醋
　　C. 糖
　　D. 辣椒
　　E. 酱油

(95~96题共用题干)

患者,男,45岁,患有风湿痹痛,水肿,腹水,脚气浮肿,大便正常,小便不利。建议使用防己。

95. 防己的用法用量是
A. 内服,煎汤,5~10g;或入丸散
B. 内服,煎汤,3~10g;或入丸散
C. 内服,煎汤,6~12g;或入丸散
D. 内服,煎汤,10~12g;或入丸散
E. 内服,煎汤,10~15g;或入丸散

96. 哪类患者忌用防己
A. 脾胃虚寒、食欲不振、阴虚及无湿热者
B. 肝风内动者
C. 久病虚羸、溲多、便溏者
D. 阴虚腰膝酸痛、胃酸过多者
E. 阳虚畏寒、脾虚便溏者

(97~100题共用题干)

凡气味芳香,以化湿运脾为主要功效的药物,称为芳香化湿药。

97. 化湿药多气味芳香,主归
A. 肝、胃经
B. 脾、胃经

C. 脾、肺经
D. 大肠、小肠经
E. 肾经

98. 化湿药入汤剂应
A. 先煎
B. 后下
C. 另煎
D. 包煎
E. 久煎

99. 下列药物属于芳香化湿药的是
A. 苍术、厚朴、广藿香、砂仁
B. 苍术、厚朴、广藿香、槐花
C. 苍术、厚朴、茯苓、砂仁
D. 苍术、郁金、广藿香、砂仁
E. 洋金花、厚朴、广藿香、砂仁

100. 芳香化湿药中既能燥湿行气,又可温中止呕的药物是
A. 苍术
B. 厚朴
C. 草豆蔻
D. 佩兰
E. 草果

四、X型题（多项选择题）

答题说明

以下每一道考题下面有A、B、C、D、E五个备选答案。请从中选择二个或二个以上的正确答案。

101. 紫苏的主治病证有
A. 风寒感冒
B. 脾胃气滞
C. 胸痹心痛
D. 气滞胎动
E. 食鱼中毒

102. 黄芩、黄连、黄柏均具备的功效有
A. 清热
B. 燥湿
C. 泻火

D. 解毒
E. 退虚热

103. 患者,女,28岁。近1个月以来,口腔溃疡反复发作,心烦,夜晚难以入睡,小便黄,舌质红,脉数。治疗药物为竹叶,其功效是
A. 清心除烦
B. 排脓
C. 利尿
D. 祛痰

E. 生津

104. 患者,女,30岁。口干,便血,经期提前且行经时有血块,舌红苔薄黄,舌下有瘀斑,脉数而涩。治以清热凉血,活血祛瘀。下列既能凉血,又能活血的药物有
   A. 大黄
   B. 栀子
   C. 郁金
   D. 丹参
   E. 川芎

105. 雷公藤的使用注意有
   A. 内服宜慎
   B. 孕妇忌服
   C. 白细胞减少症者慎用
   D. 外敷不可超过半小时
   E. 心、肝、肾器质性病变者慎服

106. 患者,女,36岁。怀孕3个月,双膝关节疼痛,遇寒加重,关节没有变形,无红肿,腰痛,舌淡苔薄白,脉沉紧。适合该患者的药物有
   A. 川乌
   B. 独活
   C. 雷公藤
   D. 桑寄生
   E. 狗脊

107. 下列药物中,具有补气、生津功效的药物是
   A. 人参
   B. 党参
   C. 北沙参
   D. 西洋参
   E. 太子参

108. 益母草的功效有
   A. 祛风杀虫
   B. 活血祛瘀
   C. 利尿消肿
   D. 清热解毒
   E. 疏肝和脾

109. 远志的功效有
   A. 宁心安神
   B. 活血化瘀
   C. 祛痰开窍
   D. 敛汗生津
   E. 消散痈肿

110. 楮实子的功效有
   A. 利尿
   B. 补气
   C. 滋阴益肾
   D. 润肺
   E. 清肝明目

111. 妊娠禁用的中成药有
   A. 朱砂安神丸
   B. 四逆散
   C. 逐瘀通脉胶囊
   D. 附子理中丸
   E. 礞石滚痰丸

112. 脾胃虚寒者需慎用的中成药有
   A. 桂附地黄丸
   B. 当归苦参丸
   C. 桑菊感冒颗粒
   D. 银翘解毒颗粒
   E. 消炎利胆片

113. 小儿化食丸中"焦三仙"指的是
   A. 焦山楂
   B. 焦神曲
   C. 焦麦芽
   D. 焦槟榔
   E. 焦谷芽

114. 痰热阻肺,咯痰不爽的患者,宜选用的中成药有
   A. 礞石滚痰丸
   B. 复方鲜竹沥液
   C. 养阴清肺糖浆
   D. 川贝止咳露
   E. 蛇胆川贝散

115. 以下常用中成药,孕妇慎用、禁用的是
   A. 接骨七厘片
   B. 接骨丸
   C. 七厘散
   D. 云南白药片
   E. 舒筋活血片

116. 寒闭神昏者不宜使用的常用中成药是
   A. 安宫牛黄丸(胶囊、散)
   B. 万氏牛黄清心丸
   C. 苏合香丸
   D. 局方至宝散(丸)
   E. 紫雪散(紫雪)

117. 茵栀黄口服液的症状有
   A. 面目悉黄
   B. 胸胁胀痛
   C. 恶心呕吐
   D. 小便赤黄
   E. 急、慢性肝炎

118. 复方丹参片的使用注意事项有
   A. 孕妇慎用
   B. 年老者慎用
   C. 脾胃虚寒者慎用
   D. 肝肾功能异常者慎用
   E. 心肺功能异常者慎用

119. 下列可用治习惯性便秘的中成药有
   A. 麻仁胶囊
   B. 增液口服液
   C. 通便灵胶囊
   D. 苁蓉通便口服液
   E. 通便宁片

120. 风寒咳嗽禁用的中成药是
   A. 急支糖浆
   B. 清肺抑火丸
   C. 杏苏止咳糖浆
   D. 二母宁嗽丸
   E. 牛黄蛇胆川贝散

参 考 答 案

1. C	2. C	3. C	4. C	5. B	6. E	7. D	8. B	9. B	10. B
11. C	12. C	13. D	14. A	15. C	16. E	17. D	18. D	19. B	20. C
21. A	22. B	23. B	24. C	25. B	26. E	27. B	28. A	29. D	30. A
31. A	32. E	33. B	34. A	35. E	36. B	37. B	38. A	39. E	40. B
41. E	42. B	43. E	44. C	45. A	46. D	47. C	48. A	49. D	50. B
51. B	52. E	53. C	54. D	55. E	56. D	57. B	58. C	59. E	60. B
61. B	62. D	63. B	64. A	65. C	66. D	67. C	68. B	69. A	70. D
71. C	72. E	73. B	74. A	75. D	76. B	77. A	78. D	79. E	80. C
81. A	82. E	83. C	84. B	85. E	86. B	87. D	88. E	89. C	90. E
91. C	92. A	93. A	94. B	95. A	96. A	97. B	98. B	99. A	100. C

101. ABDE　　102. ABCD　　103. ACE　　104. ACD　　105. ABCDE
106. ABDE　　107. ABDE　　108. BCD　　109. ACE　　110. ACE
111. ACE　　112. BE　　113. ABC　　114. AB　　115. ABCDE
116. AD　　117. ABCDE　　118. ACD　　119. ACD　　120. ABDE

试卷标识码：

国家执业药师资格考试

中药学专业知识（二）
押题秘卷（四）

考生姓名：_____

准考证号：_____

考　　点：_____

考　场　号：_____

一、A 型题（单句型最佳选择题）

答题说明

以下每一道考题下面有 A、B、C、D、E 五个备选答案。请从中选择一个最佳答案。

1. 功能清热解毒,素有"疮家圣药"之称的药是
   A. 金银花
   B. 连翘
   C. 蒲公英
   D. 紫花地丁
   E. 野菊花

2. 石决明的功效是
   A. 平肝通络
   B. 平肝养血
   C. 平肝安神
   D. 平肝息风
   E. 平肝潜阳

3. 核桃仁的功效是
   A. 补肾、益精、缩尿
   B. 补肾、润肺、明目
   C. 补肾、清火、滋阴
   D. 补肾、活血、续伤
   E. 补肾、温肺、润肠

4. 山豆根的用量是
   A. 5～10g
   B. 3～6g
   C. 1～2g
   D. 0.25～0.5g
   E. 0.5～1g

5. 治疗湿痹、筋脉拘挛、吐泻转筋,最宜选用的药物是
   A. 木瓜
   B. 防己
   C. 豨莶草
   D. 秦艽
   E. 伸筋草

6. 为治疗蛔厥腹痛之要药的是
   A. 五味子
   B. 椿皮
   C. 乌梅
   D. 桑螵蛸
   E. 金樱子

7. 患者风湿痹痛发作、骨节疼痛,近日血压升高,伴下肢湿疹瘙痒,最宜用
   A. 防己
   B. 羌活
   C. 豨莶草
   D. 秦艽
   E. 络石藤

8. 既清肝明目,又润肠通便的药是
   A. 决明子
   B. 火麻仁
   C. 蔓荆子
   D. 青葙子
   E. 冬葵子

9. 银柴胡的功效是
   A. 退虚热
   B. 疏散风热
   C. 疏肝解郁
   D. 清利湿热
   E. 升举阳气

10. 砂仁的主治病证不包括
    A. 湿阻中焦
    B. 痰饮喘咳

C. 脾胃气滞
D. 虚寒吐泻
E. 胎动不安

11. 活血止痛宜生用,化瘀止血宜炒用的药是
    A. 郁金
    B. 五灵脂
    C. 延胡索
    D. 没药
    E. 血竭

12. 广藿香最善治
    A. 胃热呕吐
    B. 胃虚呕吐
    C. 食积呕吐
    D. 胃寒呕吐
    E. 湿阻呕吐

13. 肉桂入煎剂与研末冲服时的剂量分别是
    A. 0.1~0.3g,0.5~1g
    B. 1~2g,0.1~1g
    C. 2~5g,1~2g
    D. 5~15g,3~6g
    E. 15~30g,10~15g

14. 治水肿伴心悸失眠,宜选的药是
    A. 茯苓
    B. 朱砂
    C. 磁石
    D. 泽泻
    E. 薏苡仁

15. 肾阳不足,精血亏虚的便秘,首选
    A. 火麻仁
    B. 肉苁蓉
    C. 麦冬
    D. 益智仁
    E. 补骨脂

16. 麦芽的功效是
    A. 消食疏肝
    B. 消食理气
    C. 消食降气
    D. 消食健脾
    E. 消食化湿

17. 茜草不具有的功效是
    A. 止血
    B. 凉血
    C. 通经
    D. 通乳
    E. 祛瘀

18. 羚羊角的药理作用不包括
    A. 镇静
    B. 抗惊厥
    C. 解热
    D. 降血压
    E. 增强大鼠学习记忆

19. 厚朴不具有的功效是
    A. 行气
    B. 燥湿
    C. 发表
    D. 消积
    E. 平喘

20. 性温,既补肝肾,又祛风湿的药是
    A. 续断
    B. 狗脊
    C. 骨碎补
    D. 桑寄生
    E. 雷公藤

21. 能清热解毒,善治肺胃热盛所致咽喉肿痛的药是
    A. 表实感冒颗粒
    B. 小柴胡颗粒

C. 感冒清热颗粒
D. 板蓝根颗粒
E. 正柴胡饮颗粒

22. 一清胶囊属于哪类中成药
    A. 便秘类
    B. 头痛类
    C. 郁病类
    D. 眩晕类
    E. 实火证类

23. 功专健脾和胃的药是
    A. 防风通圣丸
    B. 导赤丸
    C. 葛根芩连丸
    D. 启脾丸
    E. 小儿健胃糖浆

24. 明目蒺藜丸既能明目退翳,又能
    A. 解郁清热
    B. 清热养血
    C. 清热解毒
    D. 散风止血
    E. 清热散风

25. 既养血舒筋,祛风除湿,又补益肝肾的中成药是
    A. 壮肾健腰丸
    B. 天麻丸
    C. 舒筋活血片
    D. 养血荣筋丸
    E. 独活寄生合剂

26. 食积停滞,脘腹胀满,嗳腐吞酸应选用
    A. 保和丸
    B. 枳实导滞丸
    C. 血府逐瘀口服液
    D. 六味安消散
    E. 抗栓再造丸

27. 下列关于参芪降糖胶囊说法错误的是
    A. 主治气阴两虚所致的消渴病
    B. 孕妇禁用
    C. 阴阳两虚消渴者慎用
    D. 邪盛实热者慎用
    E. 服用本品时禁止加服磺酰脲类抗糖尿病药物

28. 天麻钩藤颗粒的功能是
    A. 平肝息风,清热安神
    B. 平肝潜阳,醒脑安神
    C. 平肝息风,镇心安神
    D. 理气解郁,宽中除满
    E. 疏风活血,通络止痛

29. 阴黄者不宜用的是
    A. 茵栀黄口服液
    B. 四逆散
    C. 茵陈五苓丸
    D. 消炎利胆片
    E. 木香顺气丸

30. 八正合剂的君药为车前子和
    A. 滑石
    B. 栀子
    C. 大黄
    D. 木香
    E. 川木通

31. 治疗湿热下注所致的痹证,常用中成药是
    A. 壮腰健肾丸
    B. 四妙丸
    C. 尪痹颗粒
    D. 保和丸
    E. 木瓜丸

32. 川贝止咳丸除了化痰止咳功能外,还具有的功能是
    A. 清肺利咽

B. 养阴润燥
C. 清肺润燥
D. 化痰通便
E. 解表散寒

33. 脾胃虚寒的患者患风热感冒后出现发热症状,可以服用
　A. 感冒清热颗粒
　B. 参苏丸
　C. 感冒退热颗粒
　D. 正柴胡饮颗粒
　E. 防风通圣丸

34. 玉屏风胶囊的组成药物中含有
　A. 益智仁、乌药
　B. 黄芪、党参
　C. 沙苑子、芡实
　D. 黄芪、白术
　E. 防风、山药

35. 不宜与滋补性或温热性中药同用的是
　A. 葛根芩连丸
　B. 二妙丸
　C. 抗病毒颗粒
　D. 消炎利胆片
　E. 一清胶囊

36. 下列能清热解毒,消肿利咽,化腐止痛的中成药是
　A. 冰硼散
　B. 六神丸
　C. 珠黄散
　D. 锡类散
　E. 清音丸

37. 下列除哪项外,均是大活络丸的功效
　A. 祛风
　B. 滋阴补肾
　C. 止痛
　D. 舒筋活络
　E. 除湿豁痰

38. 青娥丸的功能是
　A. 温补气血
　B. 滋阴补肾
　C. 养阴生津
　D. 补肾强腰
　E. 健脾益气

39. 治疗不寐时,哪类患者可以自己选择用药
　A. 慢性疲劳综合征
　B. 感染、中毒后诱发不寐的
　C. 严重精神分裂症
　D. 神经衰弱
　E. 抑郁症

40. 风寒感冒患者宜选用的中成药是
　A. 羚羊感冒片
　B. 双黄连颗粒
　C. 银翘解毒颗粒
　D. 桑菊感冒片
　E. 感冒清热颗粒

二、B 型题（标准配伍题）

答题说明

以下提供若干组考题,每组考题共用在考题前列出的 A、B、C、D、E 五个备选答案。请从中选择一个与问题关系最密切的答案。某个备选答案可能被选择一次、多次或不被选择。

（41～43 题共用备选答案）
　A. 赤芍
　B. 紫草
　C. 红花

D. 紫珠叶
E. 马齿苋

41. 既凉血活血,又解毒透疹的药是
42. 既收敛凉血止血,又散瘀解毒消肿的药是
43. 既凉血活血,又清肝火的药是

(44~45题共用备选答案)
A. 木瓜
B. 秦艽
C. 桑枝
D. 络石藤
E. 臭梧桐

44. 性平,既祛风湿,又利水的药是
45. 性微寒,既祛风湿,又利湿退黄的药是

(46~47题共用备选答案)
A. 除湿退黄
B. 祛风止痒
C. 凉血止血
D. 清心除烦
E. 破血通经

46. 石韦除利尿通淋外,又能
47. 金钱草除利尿通淋外,又能

(48~50题共用备选答案)
A. 温经止血
B. 滋阴止血
C. 收敛止血
D. 凉血止血
E. 补血止血

48. 炮姜的功效是
49. 阿胶的功效是
50. 白茅根的功效是

(51~52题共用备选答案)
A. 姜黄
B. 丹参
C. 没药
D. 自然铜

E. 益母草

51. 能活血止痛、消肿生肌的药是
52. 能散瘀止痛、接骨疗伤的药是

(53~55题共用备选答案)
A. 珍珠
B. 酸枣仁
C. 柏子仁
D. 夜交藤
E. 合欢皮

53. 既安神,又祛风的药是
54. 既安神,又润肠的药是
55. 既安神,又敛汗的药是

(56~59题共用备选答案)
A. 解毒敛疮
B. 清肝泻火
C. 散瘀消痈
D. 解毒消痈
E. 祛痰止咳

56. 除凉血止血外,大蓟还能
57. 除凉血止血外,小蓟还能
58. 除凉血止血外,地榆还能
59. 除凉血止血外,槐花还能

(60~63题共用备选答案)
A. 气虚欲脱,脉微欲绝
B. 脾胃气虚的食少便溏、倦怠乏力
C. 肾虚遗精,尿频
D. 调和诸药
E. 血虚脏躁

60. 山药可用于治疗
61. 大枣可用于治疗
62. 人参可用于治疗
63. 白术可用于治疗

(64~67题共用备选答案)
A. 清热解毒
B. 疏风散寒

C. 宣肺止咳
D. 解热止痛
E. 益气固表

64. 感冒清热颗粒除解表清热外,还可
65. 双黄连口服液除疏风解表外,还可
66. 正柴胡饮颗粒除发散风寒外,还可
67. 玉屏风胶囊除止汗外,还可

(68~71题共用备选答案)
A. 通宣理肺丸
B. 养阴清肺丸
C. 蛇胆川贝散
D. 人参保肺丸
E. 苏子降气丸

68. 治风寒束表,咳嗽宜用
69. 治肺热,咳嗽宜用
70. 治阴虚肺燥,咳嗽宜用
71. 治肺虚,咳嗽宜用

(72~74题共用备选答案)
A. 祛暑利湿,补气生津
B. 祛暑除湿,和胃消食
C. 祛风解表,化湿和中
D. 解表化湿,理气和中
E. 清热解毒,利湿化浊

72. 清暑益气丸的功效是
73. 午时茶颗粒的功效是
74. 藿香正气水的功效是

(75~78题共用备选答案)
A. 四君子丸

B. 四物合剂
C. 七宝美髯丸
D. 右归丸
E. 左归丸

75. 属于补气剂的是
76. 属于养血剂的是
77. 属于滋阴剂的是
78. 属于助阳剂的是

(79~81题共用备选答案)
A. 行气利湿
B. 分清化浊
C. 清热利水
D. 利湿行水
E. 除湿祛痰

79. 五苓散除温阳化气外,又能
80. 排石颗粒除通淋排石外,又能
81. 萆薢分清丸除温肾利湿外,又能

(82~85题共用备选答案)
A. 外科用药
B. 内科用药
C. 骨伤科用药
D. 皮肤科用药
E. 五官科用药

82. 治水火烫伤的成药属
83. 治软组织挫伤的成药属
84. 治风疹块的成药属
85. 治痔疮的成药属

三、C型题（综合分析选择题）

答题说明

以下提供若干个案例,每个案例下设若干个考题。每一道考题下面有 A、B、C、D、E 五个备选答案。请从中选择一个最佳答案。

(86~88题共用题干)
患者,男,26岁。肉眼血尿,小便热痛,痰多色黄,咳嗽,须发早白,时有呕吐,口臭,舌红,脉滑数。

86. 首选药物是
    A. 化瘀止血药
    B. 凉血止血药
    C. 收敛止血药
    D. 温经止血药
    E. 活血止痛药

87. 针对患者须发早白,咳嗽,血尿,首选药物是
    A. 侧柏叶
    B. 白茅根
    C. 小蓟
    D. 大蓟
    E. 三七

88. 既可治疗尿血,又可治疗呕吐、口臭的药物是
    A. 侧柏叶
    B. 白茅根
    C. 小蓟
    D. 大蓟
    E. 芦根

(89～91题共用题干)
患者,男,6岁。腹痛绕脐,多食善饥,面黄肌瘦,大便曾排蛔虫。建议选用使君子。

89. 使君子具有的功效是
    A. 杀虫、消积
    B. 杀虫、解毒
    C. 杀虫、疗癣
    D. 杀虫、止血
    E. 杀虫、行气

90. 使君子的内服剂量,小儿每岁每天口服
    A. 5～15 粒
    B. 1～1.5 粒
    C. 3～9 粒
    D. 25～30 粒
    E. 15～25 粒

91. 使君子的使用注意正确的是
    A. 肝病不宜使用
    B. 用热茶送服
    C. 肾病不宜使用
    D. 成人驱虫禁服
    E. 不宜与热茶同饮

(92～95题共用题干)
三七为五加科植物三七的干燥根及根茎。

92. 三七的归经是
    A. 肝、胃经
    B. 脾、胃经
    C. 大肠、小肠经
    D. 三焦经
    E. 脾、肺经

93. 三七的功效是
    A. 凉血止血,散瘀消痈
    B. 凉血止血,解毒敛疮
    C. 凉血止血,清热生津
    D. 化瘀止血,活血定痛
    E. 凉血祛瘀,止血通经

94. 三七的使用注意为
    A. 孕妇禁服
    B. 肝病者禁服
    C. 肾病者禁服
    D. 阴虚者禁服
    E. 脾虚者禁服

95. 三七与景天三七的共同功效为
    A. 活血、止血
    B. 凉血、解毒
    C. 凉血、化瘀
    D. 凉血、止血
    E. 凉血、通经

(96～100题共用题干)
息风止痉药物寒温不一,多为虫类药,而且具有毒性。

96. 能息风止痉、攻毒散结、通络止痛的药物组是
    A. 蜈蚣和全蝎
    B. 羚羊角和钩藤
    C. 地龙和蒺藜

D. 天麻和僵蚕
E. 石决明和珍珠母

97. 全蝎与蜈蚣研末吞服,成人的每次用量是
A. 1.5~2g
B. 2.5~3g
C. 0.6~1g
D. 4.5~5g
E. 3.5~4g

98. 能治疗瘰疬痰核、癥瘕积聚的是
A. 牡蛎
B. 罗布麻叶
C. 蒺藜
D. 钩藤

E. 珍珠母

99. 具有收敛固涩,制酸止痛作用的是
A. 罗布麻叶
B. 牡蛎
C. 天麻
D. 全蝎
E. 赭石

100. 僵蚕不具有的功效是
A. 息风止痉
B. 消肿止痒
C. 祛风止痛
D. 平喘利尿
E. 化痰散结

四、X型题（多项选择题）

答题说明

以下每一道考题下面有A、B、C、D、E五个备选答案。请从中选择二个或二个以上的正确答案。

101. 不入煎剂的安神药有
A. 琥珀
B. 龙骨
C. 朱砂
D. 磁石
E. 酸枣仁

102. 养肺胃之阴的药有
A. 麦冬
B. 玉竹
C. 天冬
D. 百合
E. 黄精

103. 芦荟的功效为
A. 逐水
B. 泻下
C. 清肝
D. 杀虫
E. 祛痰止咳

104. 石斛的功效为
A. 明目
B. 化瘀止痛
C. 润肺止咳
D. 养胃生津
E. 强腰

105. 能明目的药物有
A. 决明子
B. 密蒙花
C. 菊花
D. 青葙子
E. 谷精草

106. 鱼腥草与金荞麦共有的功效是
A. 清热解毒
B. 排脓
C. 散瘀止痛
D. 疏肝和胃
E. 生津

107. 贯众的主治病证有
    A. 钩虫病、蛲虫病、绦虫病等
    B. 风热感冒、瘟毒斑疹、痄腮
    C. 预防麻疹、流感、流脑
    D. 血热衄血、吐血、便血、崩漏等
    E. 食积气滞之腹胀、便秘，泻痢里急后重

108. 郁金主治病证有
    A. 癥瘕痞块
    B. 癫痫发狂
    C. 妇女倒经
    D. 胁肋胀痛
    E. 湿热黄疸

109. 小茴香的主治病证有
    A. 经寒痛经
    B. 虫积腹痛
    C. 胃寒呕吐
    D. 寒疝腹痛
    E. 睾丸偏坠胀痛

110. 止血药除止血外，还可
    A. 化瘀
    B. 清热凉血
    C. 收涩
    D. 散寒温经
    E. 祛风

111. 不宜过量或久服，肝肾功能不全者慎用的常用中成药有
    A. 万氏牛黄清心丸
    B. 苏合香丸
    C. 紫雪散(紫雪)
    D. 安宫牛黄丸(胶囊、散)
    E. 局方至宝散(丸)

112. 四神丸(片)的主治有
    A. 肠鸣腹胀
    B. 五更泄泻
    C. 食少不化
    D. 久泻不止
    E. 面黄肢冷

113. 人参归脾丸的主治证候包括
    A. 便血
    B. 崩漏
    C. 带下
    D. 心悸
    E. 病后虚弱

114. 四物合剂的配伍特点是
    A. 补中兼行
    B. 气旺血生
    C. 补血不滞血
    D. 行血不破血
    E. 补中兼升

115. 天王补心丸主治
    A. 心阴不足，心悸健忘者
    B. 虚热内燥者
    C. 肝肾功能不全者
    D. 内热或瘀血之心悸、失眠者
    E. 大便稀溏者

116. 能够治疗脾胃虚寒证的常用中成药有
    A. 党参理中丸
    B. 附子理中丸
    C. 香砂平胃丸(颗粒)
    D. 四逆汤
    E. 小建中合剂

117. 宜以黄酒送服的常用中成药有
    A. 接骨七厘片
    B. 跌打丸
    C. 七厘散
    D. 活血止痛散
    E. 舒筋活血片

118. 下列关于生化丸说法错误的是
    A. 生化丸由当归、川芎、桃仁、干姜、甘草组成
    B. 有补气养血,祛瘀生新的作用
    C. 治产后受寒,寒凝瘀滞所致的产后病
    D. 产后出血量多者慎用
    E. 血热证不宜使用

119. 脾胃阴虚不宜选用的中成药是
    A. 舒肝平胃丸
    B. 胃苏颗粒
    C. 保和丸
    D. 健脾丸
    E. 沉香舒气丸

120. 六合定中丸的功能有
    A. 祛暑
    B. 除湿
    C. 合胃
    D. 消食
    E. 通腑泄热

参 考 答 案

1. B	2. E	3. E	4. B	5. A	6. C	7. C	8. A	9. A	10. B
11. B	12. E	13. C	14. A	15. B	16. A	17. D	18. E	19. C	20. B
21. D	22. E	23. D	24. E	25. E	26. A	27. E	28. A	29. A	30. E
31. B	32. C	33. C	34. D	35. C	36. B	37. B	38. D	39. D	40. E
41. B	42. D	43. A	44. C	45. B	46. C	47. A	48. A	49. E	50. D
51. C	52. D	53. D	54. C	55. B	56. C	57. D	58. A	59. B	60. C
61. E	62. A	63. B	64. B	65. A	66. D	67. E	68. A	69. C	70. B
71. D	72. A	73. C	74. D	75. A	76. B	77. E	78. D	79. D	80. C
81. B	82. A	83. C	84. D	85. A	86. B	87. A	88. B	89. A	90. B
91. E	92. A	93. D	94. A	95. A	96. A	97. C	98. A	99. B	100. D

101. AC	102. AB	103. BCD	104. ADE	105. ABCDE
106. AB	107. ABCD	108. ABCDE	109. ACDE	110. ABCD
111. CDE	112. ABCDE	113. ABCD	114. ACD	115. AB
116. ABE	117. AD	118. ACDE	119. ABE	120. ABCD

试卷标识码：

国家执业药师资格考试

中药学专业知识（二）
押题秘卷（五）

考生姓名：_____

准考证号：_____

考　　点：_____

考 场 号：_____

一、A 型题（单句型最佳选择题）

答题说明

以下每一道考题下面有 A、B、C、D、E 五个备选答案。请从中选择一个最佳答案。

1. 解表宜生用,平喘宜炙用的药是
   A. 桂枝
   B. 麻黄
   C. 防风
   D. 荆芥
   E. 白果

2. 下列各项对开窍剂使用注意事项的描述,错误的是
   A. 中病即止
   B. 孕妇慎用
   C. 多加热煎煮
   D. 辨明闭证脱证
   E. 辨明病性属寒属热

3. 善治巅顶头痛的药是
   A. 白芷
   B. 羌活
   C. 藁本
   D. 防风
   E. 细辛

4. 鲜用长于清热生津,晒干用长于滋阴凉血,制熟用长于养血滋阴的药是
   A. 何首乌
   B. 地黄
   C. 石斛
   D. 沙参
   E. 麦冬

5. 既凉血活血,又能退无汗骨蒸的药是
   A. 赤芍
   B. 白薇
   C. 丹参
   D. 牡丹皮
   E. 生地

6. 既能祛风湿,又能养血而补肝肾、强筋骨的药是
   A. 桑寄生
   B. 木瓜
   C. 五加皮
   D. 香加皮
   E. 威灵仙

7. 下列药物尤善治风湿顽痹的药物是
   A. 独活
   B. 蕲蛇
   C. 木瓜
   D. 川乌
   E. 威灵仙

8. 既能解表散寒,又能祛风胜湿的药是
   A. 威灵仙
   B. 桂枝
   C. 羌活
   D. 紫苏
   E. 五加皮

9. 既能疏散风热,利咽、透疹,又能消肿疗疮的药是
   A. 蝉蜕
   B. 桑叶
   C. 薄荷
   D. 牛蒡子
   E. 柴胡

10. 善治梅毒的药物是

A. 山豆根
B. 土茯苓
C. 苦参
D. 栀子
E. 白鲜皮

E. 山豆根

16. 细辛除祛风散寒外,又能
    A. 燥湿止带
    B. 利水消肿
    C. 温肺化饮
    D. 消肿排脓
    E. 升阳止泻

11. 厚朴最适用于
    A. 寒疝腹痛
    B. 两胁胀痛
    C. 少腹刺痛
    D. 脘腹热痛
    E. 脘腹胀满

17. 内服宜入丸散,不宜入汤剂的药是
    A. 石膏
    B. 牛黄
    C. 水牛角
    D. 天花粉
    E. 大青叶

12. 白豆蔻具有止呕的作用,善于治疗
    A. 胃热呕吐
    B. 胃寒呕吐
    C. 胃虚呕吐
    D. 妊娠呕吐
    E. 寒饮呕吐

18. 马齿苋除能清热解毒外,又能
    A. 凉血止血,通淋
    B. 凉血止血,止痉
    C. 凉血止血,润燥
    D. 凉血止血,截疟
    E. 凉血止血,活血

13. 喻为"呕家圣药"的是
    A. 生姜
    B. 香薷
    C. 紫苏
    D. 荆芥
    E. 桂枝

19. 用开水泡服即能泻下导滞的药是
    A. 火麻仁
    B. 大青叶
    C. 番泻叶
    D. 款冬花
    E. 野菊花

14. 冰片的功效是
    A. 开窍辟秽,行气活血
    B. 开窍醒神,清热止痛
    C. 开窍辟秽,止痛
    D. 开窍宁神,化湿和胃
    E. 活血散结,镇惊安神

20. 既能清热解毒,又能息风止痉,清肝明目的药是
    A. 水牛角
    B. 板蓝根
    C. 钩藤
    D. 熊胆
    E. 蜈蚣

15. 性味甘寒的清热解毒药是
    A. 连翘
    B. 大青叶
    C. 鱼腥草
    D. 金银花

21. 独活寄生合剂的主治病证是

A. 风寒湿痹
B. 下肢丹毒
C. 风湿热痹
D. 下肢麻木
E. 闪腰岔气

22. 以下常用中成药中功能散结消肿,化瘀止痛的是
A. 消银颗粒
B. 消风止痒颗粒
C. 京万红
D. 地榆槐角丸
E. 小金丸

23. 可治疗中老年人、病后、产后虚性便秘的通便类药物是
A. 清宁丸
B. 通便灵胶囊
C. 苁蓉通便口服液
D. 通乐颗粒
E. 便秘通

24. 具有清肝胆,利湿热功能的中成药是
A. 龙胆泻肝丸
B. 黄连上清片(丸)
C. 一清颗粒(胶囊)
D. 黛蛤散
E. 牛黄上清胶囊

25. 虚寒痢疾者不宜用的是
A. 六味安消散
B. 开胃健脾丸
C. 麝香保心丸
D. 枳实导滞丸
E. 保和丸

26. 肝阳上亢头痛者慎用
A. 川芎茶调散
B. 胃苏颗粒

C. 正天丸
D. 松龄血脉康胶囊
E. 脑立清丸

27. 湿热下注所致的淋证宜用
A. 八正合剂
B. 肾炎四味片
C. 九气拈痛丸
D. 癃闭舒胶囊
E. 三金片

28. 小活络丸不适用于
A. 孕妇
B. 过敏体质者
C. 感冒患者
D. 身体虚弱者
E. 胃酸过多者

29. 具有解表化饮,止咳平喘功能的是
A. 二陈丸
B. 橘贝半夏颗粒
C. 桂龙咳喘宁胶囊
D. 止嗽定喘口服液
E. 小青龙胶囊(合剂、颗粒、糖浆)

30. 七味都气丸除了补肾纳气,还具有的功能是
A. 滋阴清肺
B. 止咳平喘
C. 涩精止遗
D. 益气固表
E. 降气化痰

31. 肾虚所致的小便频数、夜间遗尿应该选用
A. 缩泉丸
B. 金锁固精丸
C. 四神丸(片)
D. 固本益肠片
E. 玉屏风颗粒(胶囊、口服液)

32. 下列选项中是济生肾气丸的功能的是
    A. 温补气血
    B. 滋阴补肾
    C. 养阴生津
    D. 温肾化气
    E. 健脾益气

33. 心火虚寒所致的心悸易惊、失眠多梦、健忘者宜用
    A. 天王补心丸
    B. 养血安神丸
    C. 柏子养心丸
    D. 解郁安神颗粒
    E. 枣仁安神液

34. 四逆散的功能是透解郁热和
    A. 和胃止痛
    B. 疏肝理气
    C. 消胀止痛
    D. 宽中除满
    E. 疏肝理脾

35. 能活血,化瘀,消癥的中成药是
    A. 宫血宁胶囊
    B. 桂枝茯苓丸
    C. 坤宝丸
    D. 元胡止痛片
    E. 益母草膏

36. 附子理中丸的功能是
    A. 疏肝清热
    B. 活血调经
    C. 健脾益气
    D. 温中健脾
    E. 补肾益气

37. 具有活血化瘀,行气止痛的功能,可用于胸闷、心悸、头晕的中成药是
    A. 冠心苏合滴丸
    B. 速效救心丸
    C. 血府逐瘀口服液
    D. 心可舒胶囊
    E. 逐瘀通脉胶囊

38. 关于血府逐瘀口服液的君药是红花和
    A. 延胡索
    B. 川芎
    C. 丹参
    D. 黄芪
    E. 桃仁

39. 槐角丸的功能是
    A. 清肠疏风,凉血止血
    B. 清热凉血,止血
    C. 清肠疏风,化瘀止血
    D. 散瘀止血,消肿止痛
    E. 凉血止血,消肿止痛

40. 九味羌活丸除能疏风解表外,还能
    A. 理气散寒
    B. 散寒除湿
    C. 疏风清热
    D. 清热解毒
    E. 降逆平喘

二、B 型题（标准配伍题）

答题说明

以下提供若干组考题,每组考题共用在考题前列出的 A、B、C、D、E 五个备选答案。请从中选择一个与问题关系最密切的答案。某个备选答案可能被选择一次、多次或不被选择。

(41~43 题共用备选答案)

A. 生肌敛疮

B. 散寒止痛
C. 通经止痛
D. 清热利湿
E. 泻水逐饮

41. 血竭的功效是
42. 姜黄的功效是
43. 刘寄奴的功效是

(44~46题共用备选答案)
A. 薄荷
B. 辛夷
C. 葛根
D. 蔓荆子
E. 柴胡

44. 治项背强痛的要药是
45. 治肝胆疾患的要药是
46. 治鼻渊头痛的要药是

(47~48题共用备选答案)
A. 清热
B. 凉血
C. 散瘀血
D. 退虚热
E. 清肝火

47. 赤芍不具有的功效是
48. 牡丹皮不具有的功效是

(49~50题共用备选答案)
A. 夏枯草
B. 淡竹叶
C. 密蒙花
D. 天花粉
E. 龙胆

49. 既清热养肝,又明目退翳的药是
50. 既清肝火,又散郁结的药是

(51~53题共用备选答案)
A. 湿热泻痢初起
B. 泻痢腹痛,里急后重

C. 湿热黄疸
D. 痰火互结之结胸证
E. 热病初起,虚烦不眠

51. 黄连配木香宜用于
52. 黄连配半夏、瓜蒌宜用于
53. 栀子配茵陈宜用于

(54~55题共用备选答案)
A. 羌活
B. 荆芥
C. 藁本
D. 白芷
E. 桂枝

54. 阳明经头痛(眉棱及前额头痛)宜选用
55. 太阳经头痛(头痛连及项背)宜选用

(56~59题共用备选答案)
A. 石膏配知母
B. 知母配黄柏
C. 黄连配吴茱萸
D. 栀子配淡豆豉
E. 黄柏配苍术

56. 治阴虚火旺证宜选用
57. 治温病气分高热证宜选用
58. 治下焦湿热证宜选用
59. 治温病初起胸中烦闷宜选用

(60~63题共用备选答案)
A. 川贝母
B. 浙贝母
C. 天竹黄
D. 白前
E. 旋覆花

60. 既能清热化痰,又能清心定惊的药物是
61. 既能降气化痰,又能降逆止呕的药物是
62. 既能清热化痰,又能解毒散结的药物是
63. 既能清热化痰,又能润肺止咳的药物是

(64~66题共用备选答案)
A. 小柴胡颗粒
B. 清热解毒口服液
C. 午时茶颗粒
D. 甘露消毒丸
E. 银翘解毒颗粒

64. 治暑湿蕴结、胸闷腹胀的成药是
65. 治外感风寒、内伤食积的成药是
66. 治寒热往来、胸胁苦满的成药是

(67~69题共用备选答案)
A. 清热解毒,利湿退黄
B. 清湿热,利小便
C. 清热,祛湿,利胆
D. 补中益气,健脾和胃
E. 健脾和胃,涩肠止泻

67. 茵陈五苓丸的功能是
68. 消炎利胆片的功能是
69. 茵栀黄口服液的功能是

(70~72题共用备选答案)
A. 开胃消食,润肠通便
B. 行气化湿,健脾和胃
C. 理气消胀,和胃止痛
D. 温中散寒,消食化积
E. 理气解郁,宽中除满

70. 胃苏颗粒的功能是
71. 木香顺气丸的功能是
72. 越鞠丸的功能是

(73~75题共用备选答案)
A. 消肿止痛
B. 益气和营
C. 益中健脾
D. 清利湿热
E. 和胃

73. 薯蓣丸除调理脾胃外,又能
74. 枳实导滞丸除消积导滞外,又能
75. 香砂六君丸除益气健脾外,又能

(76~78题共用备选答案)
A. 活血化瘀,行气止痛
B. 益气活血,通脉止痛
C. 散瘀止血,消肿止痛
D. 芳香温通,益气强心
E. 益气活血,通络止痛

76. 通心络胶囊的功能是
77. 诺迪康胶囊的功能是
78. 华佗再造丸的功能是

(79~80题共用备选答案)
A. 芳香化浊通鼻窍
B. 清热解毒,宣肺通窍
C. 祛风,清热解毒
D. 散风利胆,通窍
E. 芳香化浊,清热通窍

79. 千柏鼻炎片的功能是
80. 藿胆丸的功能是

(81~83题共用备选答案)
A. 通络止痛
B. 泻火止痛
C. 活血止痛
D. 行气止痛
E. 疏风止痛

81. 天麻丸既能祛风除湿,又能
82. 芎菊上清丸既能清热解表,又能
83. 血府逐瘀口服液既能活血祛瘀,又能

(84~85题共用备选答案)
A. 清热解毒,消肿止痛
B. 清音利咽,消肿止痛
C. 疏风清热,解毒利咽
D. 疏风清热,消肿止痛,清利咽喉
E. 疏风清热,化痰散结,利咽开音

84. 清咽滴丸的功能是
85. 黄氏响声丸的功能是

三、C型题（综合分析选择题）

答题说明

以下提供若干个案例，每个案例下设若干个考题。每一道考题下面有A、B、C、D、E五个备选答案。请从中选择一个最佳答案。

(86~88题共用题干)

桂附地黄丸，属于助阳剂，由肉桂、附子、熟地黄、酒萸肉、山药、茯苓、泽泻、牡丹皮组成。

86. 桂附地黄丸的功效是
   A. 补肾益精
   B. 温肾化气
   C. 温补肾阳
   D. 补肾强腰
   E. 滋阴补肾

87. 桂附地黄丸的使用量是
   A. 水蜜丸6g
   B. 小蜜丸6g
   C. 大蜜丸9g
   D. 浓缩丸8g
   E. 大蜜丸6g

88. 方中配伍茯苓的用意是
   A. 温补肝肾
   B. 滋阴填精
   C. 养阴益气
   D. 泄热渗湿
   E. 健脾渗湿

(89~91题共用题干)

患者，女，46岁。有高血压病史，猝然昏厥，不省人事，两手紧握，牙关紧闭，右侧肢体偏瘫。建议选择麝香制剂治疗。

89. 麝香的成人内服用量是
   A. 0.03~0.1g
   B. 0.15~0.3g
   C. 0.3~0.6g
   D. 0.6~1g
   E. 1~3g

90. 麝香的用法是
   A. 先煎剂后下

B. 入丸散不入煎剂
C. 醋炒入煎
D. 入汤剂久煎
E. 酒炒入煎

91. 麝香不适宜的病证是
   A. 难产胎死
   B. 月经期量多
   C. 闭经
   D. 咽喉肿痛
   E. 癥瘕

(92~96题共用题干)

凡以收敛固涩为主要功效的药物，称为收涩药。

92. 能补益肝肾，收敛固脱的药物是
   A. 赤石脂
   B. 莲子
   C. 山茱萸
   D. 芡实
   E. 肉豆蔻

93. 善治虚汗不止的收涩药物是
   A. 山茱萸
   B. 覆盆子
   C. 桑螵蛸
   D. 芡实
   E. 肉豆蔻

94. 能涩肠止泻，温中行气的药物是
   A. 五味子
   B. 赤石脂
   C. 五倍子
   D. 石榴皮
   E. 肉豆蔻

95. 能益肾固精，补脾祛湿的药物是
   A. 芡实

B. 五倍子
C. 诃子
D. 海螵蛸
E. 莲子

96. 生用敛肺清火利咽,煅用涩肠止泻的药物是
A. 乌梅
B. 石榴皮
C. 山茱萸
D. 诃子
E. 五味子

(97～100题共用题干)
凡以促使呕吐为主要功效的药物,称为涌吐药。

97. 内服涌吐痰热、宿食,外用研末吹鼻,引去湿热的药物是
A. 毛茛
B. 瓜蒂
C. 轻粉
D. 铅丹
E. 儿茶

98. 既涌吐痰饮,又截疟的药物是
A. 柴胡
B. 青蒿
C. 常山
D. 砒石
E. 生首乌

99. 既涌吐风痰,又杀虫疗癣的药物是
A. 藜芦
B. 雄黄
C. 常山
D. 土荆皮
E. 川楝子

100. 内服致呕吐不止,可用藿香开水冲服缓解的药物是
A. 常山
B. 瓜蒂
C. 青蒿
D. 砂仁
E. 吴茱萸

四、X型题（多项选择题）

答题说明

以下每一道考题下面有 A、B、C、D、E 五个备选答案。请从中选择二个或二个以上的正确答案。

101. 祛风湿药中有毒的药物是
A. 蕲蛇
B. 川乌
C. 香加皮
D. 乌梢蛇
E. 雷公藤

102. 治肺热咳嗽可选用
A. 栀子
B. 黄芩
C. 鱼腥草
D. 生地黄
E. 地骨皮

103. 能清热解毒利咽的药物有
A. 射干
B. 山豆根
C. 板蓝根
D. 马勃
E. 马齿苋

104. 藁本的功效是
A. 发表散寒
B. 通鼻窍

C. 胜湿

D. 透疹止痒

E. 止痛

105. 柴胡的药理作用有

A. 抗炎

B. 镇静

C. 抗菌

D. 降脂

E. 利胆

106. 路路通具有的功效是

A. 祛风活络

B. 止痒

C. 利水

D. 通经下乳

E. 止痉

107. 温里药的功效有

A. 泻下攻积

B. 温里散寒

C. 温经止痛

D. 缓急止痛

E. 补火助阳

108. 穿山龙具有的功效是

A. 祛风除湿

B. 化痰止咳

C. 通经下乳

D. 止痉止痒

E. 活血通络

109. 细辛的药理作用有

A. 解热

B. 镇静

C. 镇痛

D. 抗组胺

E. 抗炎

110. 西河柳的功效是

A. 发表透疹

B. 凉血止血

C. 祛风除湿

D. 明目退翳

E. 利水消肿

111. 跌打丸的注意事项有

A. 孕妇禁用

B. 肝功能异常者禁用

C. 儿童慎用

D. 脾胃虚弱者慎用

E. 肾功能异常者禁用

112. 多用于妇女痛经的中成药是

A. 妇科十味片

B. 乌鸡白凤丸

C. 艾附暖宫丸

D. 少腹逐瘀丸

E. 益母草膏

113. 橘贝半夏颗粒的适应证是

A. 痰气阻肺

B. 胃阳不足

C. 咳嗽痰多

D. 胸闷气急

E. 湿浊中阻,脾胃不和

114. 二陈丸的主治证候有

A. 咳嗽痰多

B. 恶心呕吐

C. 胸脘胀闷

D. 癫狂惊悸

E. 大便秘结

115. 导赤丸主治

A. 口舌生疮

B. 咽喉疼痛

C. 心胸烦热

D. 小便短赤
E. 大便秘结

116. 下列有关活血剂的叙述中,正确的是
    A. 某些活血制剂,易伤正气,不宜过量服用和久服
    B. 有活血化瘀之功,兼有行气、止痛、益气、补阴、化痰、息风等作用
    C. 不宜单用中药活血剂
    D. 除活血化瘀的作用外,兼有清热凉血作用
    E. 本类中成药又可分为活血化瘀剂、活血行气剂、益气活血剂、益气补阴活血剂等四类

117. 能养血安神的中成药有
    A. 人参归脾丸
    B. 安神补心胶囊
    C. 归脾丸
    D. 枣仁安神液
    E. 八珍颗粒

118. 下列属于化瘀止血药的是
    A. 三七片
    B. 槐角丸
    C. 止血定痛片
    D. 固本益肠片
    E. 四神丸(片)

119. 属妊娠慎用药的有
    A. 冠心苏合丸
    B. 防风通圣丸
    C. 当归龙荟丸
    D. 牛黄上清丸
    E. 麻仁润肠丸

120. 不宜过量与久服的药物是
    A. 良附丸
    B. 附子理中丸
    C. 小建中合剂
    D. 四逆汤
    E. 香砂养胃颗粒(丸)

参 考 答 案

1. B	2. C	3. C	4. B	5. D	6. A	7. B	8. C	9. D	10. B
11. E	12. B	13. A	14. B	15. D	16. C	17. B	18. A	19. C	20. D
21. A	22. E	23. C	24. A	25. D	26. A	27. A	28. A	29. E	30. C
31. A	32. D	33. C	34. E	35. B	36. D	37. D	38. E	39. A	40. B
41. A	42. C	43. B	44. C	45. E	46. B	47. D	48. E	49. C	50. A
51. B	52. D	53. C	54. D	55. A	56. B	57. A	58. E	59. D	60. C
61. E	62. B	63. A	64. D	65. C	66. A	67. B	68. C	69. A	70. C
71. B	72. E	73. B	74. D	75. E	76. E	77. B	78. A	79. B	80. E
81. A	82. E	83. D	84. C	85. E	86. C	87. A	88. E	89. A	90. B
91. B	92. C	93. A	94. E	95. A	96. D	97. B	98. C	99. A	100. B

101. ABCE	102. BCE	103. ABCD	104. ACE	105. ABCDE
106. ABCD	107. BCE	108. ABE	109. ABCDE	110. AC
111. ABCDE	112. ACD	113. ACD	114. ABC	115. ABCDE
116. AB	117. CD	118. AC	119. BD	120. BD

国家执业药师资格考试

中药学专业知识（二）
押题秘卷（六）

考生姓名：_____

准考证号：_____

考　　点：_____

考　场　号：_____

一、A型题（单句型最佳选择题）

答题说明

以下每一道考题下面有 A、B、C、D、E 五个备选答案。请从中选择一个最佳答案。

1. 具有疏散风热、清利头目功效的药物是
   A. 薄荷
   B. 柴胡
   C. 防风
   D. 白芷
   E. 辛夷花

2. 升药的功效是
   A. 拔毒去腐
   B. 软坚散结
   C. 清热解毒
   D. 开窍醒神
   E. 化瘀散结

3. 白矾不具有的功效是
   A. 止血止泻
   B. 解毒杀虫
   C. 燥湿止痒
   D. 利尿消肿
   E. 清热消痰

4. 山楂的功效是
   A. 消食和胃
   B. 消食化积,活血散瘀
   C. 消食除胀,降气消痰
   D. 消食和中,回乳
   E. 消食和中,健脾开胃

5. 可治虚冷便秘的药物是
   A. 铅丹
   B. 白矾
   C. 轻粉
   D. 硫黄
   E. 山药

6. 仙鹤草的功效是
   A. 温经止血,温中止痛
   B. 凉血止血,清肝泻火
   C. 温经止血,散寒止痛
   D. 收敛止血,清热解毒
   E. 收敛止血,止痢,截疟,解毒,杀虫

7. 下列具有安胎作用的药物是
   A. 贝母
   B. 海浮石
   C. 竹茹
   D. 半夏
   E. 杏仁

8. 川贝母与浙贝母都具有的功效是
   A. 润肺止咳,开郁
   B. 清热化痰,散结
   C. 润肺化痰,止咳
   D. 清热化痰,开郁
   E. 温肺化痰,止咳

9. 具燥湿健脾、祛风湿功效的药物是
   A. 苍术
   B. 独活
   C. 厚朴
   D. 薏苡仁
   E. 藿香

10. 不属于解表药使用注意的是
    A. 不可过汗
    B. 不宜久煎
    C. 热病津亏者忌服
    D. 疮疡初起者忌服
    E. 失血兼表证者慎服

11. 治疗口中甜腻、多涎、口气腐臭,首选
    A. 藿香
    B. 苍术
    C. 厚朴
    D. 草果
    E. 佩兰

12. 治肠痈腹痛、多种瘀血证,可选用
    A. 大黄
    B. 芒硝
    C. 甘遂
    D. 巴豆
    E. 火麻仁

13. 既能舒筋活络,又能化湿和中,生津开胃的药物是
    A. 独活
    B. 海风藤
    C. 威灵仙
    D. 木瓜
    E. 秦艽

14. 既助消化,又抑制催乳素分泌的是
    A. 稻芽
    B. 麦芽
    C. 山楂
    D. 神曲
    E. 鸡内金

15. 可治疗表证兼气滞的中药是
    A. 川楝子
    B. 荔枝核
    C. 木香
    D. 香附
    E. 陈皮

16. 苎麻根可用于治疗何种胎动不安证
    A. 气虚胎动不安
    B. 血热胎动不安
    C. 气滞胎动不安
    D. 肝肾亏虚胎动不安
    E. 血虚胎动不安

17. 功能清热燥湿,杀虫止痒,又能利尿的药是
    A. 玄参
    B. 黄连
    C. 黄柏
    D. 栀子
    E. 苦参

18. 既能疏散风热,清利头目,又能祛风止痛的药物是
    A. 葛根
    B. 蔓荆子
    C. 薄荷
    D. 蝉蜕
    E. 牛蒡子

19. 善治肝阳眩晕的药对为
    A. 柴胡、黄芩
    B. 桑叶、菊花
    C. 赭石、旋覆花
    D. 地龙、僵蚕
    E. 葛根、桑叶

20. 素有"夏月麻黄"之称的药是
    A. 防风
    B. 香薷
    C. 白芷
    D. 羌活
    E. 桂枝

21. 咳嗽新发者慎用的是
    A. 止嗽定喘口服液
    B. 蛤蚧定喘胶囊(丸)
    C. 降气定喘丸
    D. 蠲哮片
    E. 川贝止咳露

22. 服用时,应该用淡盐水送服的常用中成药是
   A. 缩泉丸
   B. 金锁固精丸
   C. 固本益肠片
   D. 四神丸(片)
   E. 止血定痛片

23. 患者症见胃纳不佳,食少便溏。治宜选用
   A. 四君子丸
   B. 补中益气丸
   C. 生脉饮
   D. 左归丸
   E. 右归丸

24. 四物合剂与补中益气丸中共同的药物是
   A. 熟地
   B. 黄芪
   C. 白术
   D. 当归
   E. 白芍

25. 消渴丸的功效除了滋肾养阴,还有
   A. 益气生津
   B. 补气养阴
   C. 补气养血
   D. 补益气血
   E. 养血安神

26. 河车大造丸的功效除了补肾益肺,还有
   A. 滋阴清热
   B. 滋肾养阴
   C. 固本培元
   D. 温肾补精
   E. 滋补肝肾

27. 朱砂安神丸适应于心火亢盛证和
   A. 阴虚火旺
   B. 肝气郁滞
   C. 心气虚寒
   D. 阴血不足证
   E. 失眠多梦,大便干燥

28. 桂龙咳喘宁胶囊的功能是
   A. 清肺润燥,止咳化痰
   B. 降气平喘,止咳化痰
   C. 祛风解热,止咳化痰
   D. 宣肺化痰,止咳平喘
   E. 解表散寒,宣肺止嗽

29. 肝气郁结所致的胁痛宜用
   A. 四逆散
   B. 养血安神丸
   C. 左金丸
   D. 九气拈痛丸
   E. 胃苏颗粒

30. 服用方法为口含的是
   A. 速效救心丸
   B. 养血安神丸
   C. 血府逐瘀口服液
   D. 九气拈痛丸
   E. 抗栓再造丸

31. 具有活血祛瘀、行气止痛功效的是
   A. 速效救心丸
   B. 血府逐瘀口服液
   C. 九气拈痛丸
   D. 保和丸
   E. 木瓜丸

32. 出血兼瘀血证,症见咯血、吐血、衄血、便血、崩漏、外伤出血、胸腹刺痛、跌扑肿痛,应该选用的常用中成药是
   A. 槐角丸
   B. 三七片
   C. 缩尿丸
   D. 止血定痛丸

E. 金锁固精丸

E. 妇炎平胶囊

33. 阳虚欲脱,冷汗自出,四肢厥逆,下利清谷,脉微欲绝,应选用的常用中成药是
    A. 四逆汤
    B. 党参理中丸
    C. 附子理中丸
    D. 小建中合剂
    E. 小青龙胶囊(合剂、颗粒、糖浆)

34. 湿热蕴结所致的泄泻,症见身热烦渴、下利臭秽、腹痛不适,宜选
    A. 抗病毒颗粒
    B. 板蓝根颗粒
    C. 双黄连颗粒
    D. 牛黄上清丸
    E. 牛黄解毒丸

35. 能补中益气,升阳举陷的中成药是
    A. 补中益气丸
    B. 人参归脾丸
    C. 参苓白术散
    D. 桂附地黄丸
    E. 参芪片

36. 能开郁顺气、调经养血的中成药是
    A. 七制香附丸
    B. 固经丸
    C. 益母草颗粒
    D. 乌鸡白凤丸

37. 既益气养血,又理气活血,止痛的中成药是
    A. 四物合剂
    B. 益母草膏
    C. 更年安片
    D. 乌鸡白凤丸
    E. 女金丸

38. 麝珠明目滴眼液的主治病证是
    A. 暴发火眼
    B. 青少年假性近视
    C. 老年性初期白内障
    D. 肝肾亏虚,夜视不见
    E. 上焦热盛,两眼红肿

39. 六味安消散的功能是
    A. 开窍醒神,镇惊息风,活血通络
    B. 疏肝健胃,消肿散结,解毒止痛
    C. 疏肝解郁,利胆退黄,消炎解毒
    D. 健脾和胃,止痛止吐,散结消肿
    E. 和胃健脾,消积导滞,活血止痛

40. 能养阴敛肺,止咳祛痰的中成药是
    A. 蛤蚧定喘丸
    B. 止咳川贝枇杷露
    C. 强力枇杷露
    D. 清气化痰丸
    E. 固本咳喘片

二、B 型题（标准配伍题）

答题说明

以下提供若干组考题,每组考题共用在考题前列出的 A、B、C、D、E 五个备选答案。请从中选择一个与问题关系最密切的答案。某个备选答案可能被选择一次、多次或不被选择。

(41~44 题共用备选答案)
A. 沉香
B. 乌药
C. 甘松
D. 川楝子
E. 青木香

41. 功能行气止痛,杀虫,疗癣的中药是
42. 功能行气止痛,降逆调中,温肾纳气的中药是
43. 功能行气止痛,解毒消肿的中药是
44. 功能行气止痛,开郁醒脾的中药是

(45~46题共用备选答案)
A. 五味子
B. 山茱萸
C. 椿皮
D. 莲子肉
E. 芡实

45. 被称为燥湿与涩敛兼能之品的中药是
46. 被称为药食两用之品的中药是

(47~48题题共用备选答案)
A. 收敛生肌
B. 滋阴润燥
C. 凉血解毒
D. 清热利尿
E. 清热燥湿

47. 石膏的功效是
48. 芦根的功效是

(49~52题共用备选答案)
A. 青黛
B. 牛黄
C. 白薇
D. 土茯苓
E. 败酱草

49. 善治阴虚发热的药是
50. 善治肠痈肺痈的药是
51. 善治痰热中风的药是
52. 善治肝火扰肺咳痰带血的药是

(53~56题共用备选答案)
A. 防风
B. 桂枝
C. 紫苏

D. 生姜
E. 白芷

53. 功能发汗解表、温中止呕、温肺止咳的药物是
54. 功能祛风解表、胜湿、止痛,解痉的药物是
55. 功能发表散寒、行气宽中、安胎的药物是
56. 功能发汗解肌、温经通脉、助阳化气的药物是

(57~59题共用备选答案)
A. 清热泻火,泻下攻积
B. 润肠通便,利水消肿
C. 泻下软坚,清热回乳
D. 泻下冷积,逐水退肿
E. 泻下逐饮,消肿散结

57. 红大戟的功能是
58. 巴豆的功能是
59. 芒硝的功能是

(60~61题共用备选答案)
A. 疏风散热,明目退翳,止血
B. 疏散风热,清利头目,祛风止痛
C. 解表退热,疏肝解郁,升举阳气
D. 发汗解表,透疹止痒,利水消肿
E. 疏散风热,透疹止痒,息风止痉

60. 木贼的功效是
61. 浮萍的功效是

(62~63共用备选答案)
A. 祛风湿,解表
B. 祛风寒湿,强筋骨,利水
C. 祛风湿,通经络,降血压
D. 祛风湿,化湿和胃
E. 祛风湿,清虚热,利湿退黄

62. 臭梧桐的功效是
63. 香加皮的功效是

(64~66题共用备选答案)
A. 温肾敛肺

B. 温肾益精
C. 温肾纳气
D. 滋阴降火
E. 温补气血

64. 龟鹿二仙膏的功能是
65. 知柏地黄丸的功能是
66. 十全大补丸的功能是

(67~69题共用备选答案)
A. 益气养阴,健脾补肾
B. 健脾燥湿
C. 温中散寒,健胃
D. 清热燥湿,行气活血
E. 泻火,疏肝,和胃,止痛

67. 左金丸的功能是
68. 理中丸的功能是
69. 参芪降糖胶囊的功能是

(70~72题共用备选答案)
A. 川贝止咳露
B. 养阴清肺膏
C. 蛇胆川贝散
D. 雪梨膏
E. 蛤蚧定喘胶囊

70. 孕妇及痰湿犯肺者慎用的药是
71. 功专止嗽祛痰的药是
72. 能滋阴清肺、止咳平喘的药是

(73~76题共用备选答案)
A. 养血疏肝,调经止痛
B. 滋阴清热,固经
C. 清热解毒,燥湿止带
D. 疏肝健脾,养血调经
E. 健脾补肾,调经止带

73. 逍遥丸的功能是
74. 花红颗粒的功能是
75. 千金止带丸的功能是
76. 妇科十味丸的功能是

(77~80题共用备选答案)
A. 疏风解表
B. 宣肺止咳
C. 解表通里
D. 解肌清热
E. 益气解表

77. 银翘解毒丸功能
78. 桑菊感冒片功能
79. 防风通圣丸功能
80. 参苏丸除疏风散寒,祛痰止咳,又能

(81~83题共用备选答案)
A. 理气,宽胸,止痛
B. 行气活血,祛瘀止痛
C. 散瘀止血,消肿止痛
D. 芳香温通,益气强心
E. 益气和中,通络止痛

81. 麝香保心丸的功能是
82. 速效救心丸的功能是
83. 冠心苏合丸的功能是

(84~85题共用备选答案)
A. 芳香化浊通鼻窍
B. 清热解毒,宣肺通窍
C. 祛风,清热解毒
D. 散风利胆,通窍
E. 疏风散热,祛湿通窍

84. 鼻炎康片的功能是
85. 鼻渊舒胶囊的功能是

三、C 型题（综合分析选择题）

答题说明

以下提供若干个案例,每个案例下设若干个考题。每一道考题下面有 A、B、C、D、E 五个备选答案。请从中选择一个最佳答案。

(86~88 题共用题干)

患者,女,25 岁,闭经。医生处方中有三棱、莪术、苏木、穿山甲。

86. 莪术的主要药理作用,不正确的是
 A. 抑制血小板聚集
 B. 抗血栓形成
 C. 降低白细胞
 D. 抗炎
 E. 抗癌

87. 下列各项,不属苏木主治病证的是
 A. 风湿痹痛、顽癣
 B. 跌打损伤
 C. 血滞经闭、痛经
 D. 胸腹刺痛
 E. 产后瘀阻腹痛

88. 下列各项,不属于穿山甲功效的是
 A. 活血消癥
 B. 活血定痛
 C. 通经
 D. 下乳
 E. 消肿排脓

(89~91 题共用题干)

患者,女,16 岁。长夏时期发病,症见身热,心烦,喜饮冷饮,小便不利,泄泻,中医诊断为暑邪夹湿所致的暑湿证。处方为六一散。

89. 六一散的功能是
 A. 清暑利湿
 B. 清热解毒
 C. 化湿和中
 D. 辛凉解表
 E. 养阴生津

90. 六一散的君药是
 A. 滑石

 B. 甘草
 C. 滑石、甘草
 D. 石菖蒲
 E. 薄荷

91. 下列对六一散叙述错误的是
 A. 本方为治疗暑湿及湿热壅滞所致小便不利的基础方
 B. 暑热较重,可酌情加淡竹叶、西瓜翠衣之类以祛暑
 C. 滑石清热解暑,利三焦湿热,为君药
 D. 方中甘草为生品
 E. 可用于小便清长者

(92~95 题共用题干)

凡以攻毒杀虫、燥湿止痒为主要功效的药物,称为杀虫燥湿止痒药。

92. 雄黄不具有的功效是
 A. 解毒
 B. 助阳
 C. 燥湿祛痰
 D. 杀虫
 E. 截疟定惊

93. 忌火煅的药物是
 A. 硫黄
 B. 牡蛎
 C. 白矾
 D. 龙骨
 E. 雄黄

94. 外用解毒杀虫止痒,内服补火助阳通便的药物是
 A. 雄黄
 B. 轻粉
 C. 硫黄
 D. 白矾

E. 蛇床子

95. 轻粉不具有的功效是
　A. 攻毒杀虫
　B. 敛疮
　C. 祛痰消积
　D. 补火助阳
　E. 逐水通便

(96～100题共用题干)
凡以拔毒化腐,消肿敛疮为主要功效的药物,称为拔毒消肿敛疮药。

96. 能攻毒蚀疮、破血逐瘀、散结消癥的药物是
　A. 蟾酥
　B. 升药
　C. 马钱子
　D. 炉甘石
　E. 斑蝥

97. 既能解毒消肿止痛,又开窍避秽的药是
　A. 硼砂
　B. 蟾酥
　C. 白芷

D. 远志
E. 僵蚕

98. 通络止痛,散结消肿的药物是
　A. 硫黄
　B. 炉甘石
　C. 马钱子
　D. 大蒜
　E. 雄黄

99. 明目去翳,收湿生肌,为眼科要药的是
　A. 煅石膏
　B. 炉甘石
　C. 决明子
　D. 煅龙骨
　E. 野菊花

100. 不作内服的药物是
　A. 升药
　B. 砒石
　C. 斑蝥
　D. 大蒜
　E. 马钱子

四、X型题（多项选择题）

答题说明

以下每一道考题下面有 A、B、C、D、E 五个备选答案。请从中选择二个或二个以上的正确答案。

101. 功能解表散风寒的药物有
　A. 桂枝
　B. 防风
　C. 葛根
　D. 羌活
　E. 蔓荆子

102. 柴胡的主治病证有
　A. 感冒发热
　B. 少阳寒热往来
　C. 肝阳上亢
　D. 月经不调

E. 肝郁气结

103. 秦皮的功效是
　A. 清热解毒
　B. 清营凉血
　C. 燥湿止带
　D. 清肝明目
　E. 利湿退黄

104. 蚤休的功能有
　A. 清热解毒
　B. 利水消肿

C. 消肿止痛

D. 燥湿止痒

E. 息风定惊

105. 峻下逐水药适用于

A. 身面浮肿

B. 胸胁停饮

C. 大腹水肿

D. 痰饮喘满

E. 小便淋沥不畅

106. 苍耳子的功效有

A. 散风寒

B. 通鼻窍

C. 除湿止痛

D. 止痒

E. 解痉

107. 知母配川贝母善治

A. 阴虚劳嗽

B. 风寒咳嗽

C. 肺燥咳嗽

D. 寒饮喘咳

E. 肝火犯肺咳痰带血

108. 栀子的功效是

A. 泻火除烦

B. 清热利尿

C. 消肿止痛

D. 凉血解毒

E. 滋阴润燥

109. 决明子的主治病证是

A. 目赤肿痛

B. 瘰疬瘿瘤

C. 热淋涩痛

D. 目暗不明

E. 肠燥便秘

110. 黄连配伍吴茱萸的意义在于

A. 清热泻火燥湿

B. 疏肝和胃制酸

C. 用于湿热黄疸效佳

D. 治阴虚火旺效佳

E. 用于肝火犯胃、湿热中阻之呕吐泛酸

111. 七厘散的使用注意包括

A. 应在医生指导下使用

B. 孕妇禁用

C. 骨折、脱臼者宜手法先复位后，再用本品治疗

D. 不宜过量或长期服用

E. 宜用黄酒或温水送服

112. 不宜大量服用或久服的常用中成药是

A. 接骨七厘片

B. 舒筋活血片

C. 活血止痛散

D. 七厘散

E. 接骨丸

113. 栀子金花丸的服药注意事项有

A. 湿热内蕴者慎用

B. 哺乳期妇女慎用

C. 年老体弱及脾虚便溏者慎用

D. 肺胃湿热者忌用

E. 忌烟酒与辛辣食物

114. 滋阴养肝明目的常用中成药有

A. 黄连羊肝丸

B. 明目地黄丸

C. 障眼明片

D. 明目上清片

E. 石斛夜光颗粒

115. 小儿化食丸适应证包括

A. 厌食烦躁

B. 大便干燥

C. 恶心呕吐
D. 痰盛喘咳
E. 脘腹胀满

116. 保妇康栓的功能有
    A. 活血止血
    B. 散寒止痛
    C. 行气破瘀
    D. 生肌止痛
    E. 理气活血

117. 治疮疡剂分为
    A. 清解收敛剂
    B. 解毒消肿剂
    C. 滋阴清解剂
    D. 生肌敛疮剂
    E. 清热消痤剂

118. 银翘解毒片的适应证有

A. 发热头痛
B. 咽喉疼痛
C. 四肢酸痛
D. 鼻流清涕
E. 咳嗽口干

119. 四神丸的功能有
    A. 温肾
    B. 散寒
    C. 涩肠
    D. 止泻
    E. 止汗

120. 下列属于补气剂主治症状的是
    A. 倦怠乏力
    B. 食少便溏
    C. 少气懒言
    D. 面色无华
    E. 语声低微

参 考 答 案

1. A	2. A	3. D	4. B	5. D	6. E	7. C	8. B	9. A	10. D
11. E	12. A	13. D	14. B	15. D	16. B	17. E	18. B	19. B	20. B
21. B	22. B	23. A	24. D	25. A	26. A	27. D	28. B	29. A	30. A
31. B	32. B	33. A	34. C	35. A	36. A	37. E	38. C	39. E	40. C
41. D	42. A	43. E	44. C	45. C	46. D	47. A	48. D	49. C	50. E
51. B	52. A	53. D	54. A	55. C	56. B	57. E	58. D	59. C	60. A
61. D	62. C	63. B	64. B	65. D	66. E	67. E	68. C	69. A	70. C
71. A	72. E	73. D	74. C	75. E	76. A	77. A	78. B	79. C	80. E
81. D	82. B	83. A	84. B	85. E	86. C	87. A	88. B	89. A	90. D
91. E	92. B	93. E	94. C	95. D	96. E	97. B	98. C	99. B	100. A

101. ABD	102. ABDE	103. ACD	104. ACE	105. ABCD
106. ABCD	107. AC	108. ABCD	109. ADE	110. ABE
111. ABCD	112. ABCD	113. BCE	114. CD	115. ABCE
116. CD	117. BDE	118. ABE	119. ABCD	120. ABCE

* * *